孩子生病
不心慌

北京儿童医院老专家
谈小儿常见病

〔修订本〕 刘学易 刘晖 著

电子工业出版社·
Publishing House of Electronics Industry

北京·BEIJING

图书在版编目（CIP）数据

孩子生病不心慌：北京儿童医院老专家谈小儿常见病 / 刘学易，刘晖著. —修订本.—北京：
电子工业出版社，2018.4

ISBN 978-7-121-33975-2

Ⅰ.①孩…　Ⅱ.①刘…②刘…　Ⅲ.①小儿疾病—常见病—防治　Ⅳ.①R72

中国版本图书馆CIP数据核字（2018）第065995号

策划编辑：栗　莉
责任编辑：张瑞喜
印　　刷：中国电影出版社印刷厂
装　　订：中国电影出版社印刷厂
出版发行：电子工业出版社
　　　　　北京市海淀区万寿路173信箱　　　　　邮编：100036
开　　本：710×1000　　1/16　　印张：13.25　　字数：170千字
版　　次：2016年7月第 1 版
　　　　　2018年4月第 2 版
印　　次：2018年4月第 1 次印刷
定　　价：42.00元

凡所购买电子工业出版社图书有缺损问题，请向购买书店调换。若书店售缺，请与本社
发行部联系，联系及邮购电话：（010）88254888，88258888。
质量投诉请发邮件至 zlts@phei.com.cn，盗版侵权举报请发邮件至 dbqq@phei.com.cn。
本书咨询联系方式：（010）68250970-814。

"授之于鱼，不如授之于渔"，就是说给鱼不如教捕鱼的方法。

一名儿科医生，不但要给孩子看病，还要教孩子的父母、亲人如何照护孩子。让他们掌握科学的育儿知识很有必要。

儿科医生看病时，都要给孩子的父母做详细的解释工作。医生的话很重要，有时三言两语使家长如梦方醒、恍然大悟。因为这是医生多年临床经验的结晶，是不可多得的一剂"良药"。

20世纪50年代初，北京科普作家协会成立之初，就担负起普及科学育儿知识的重任。本书作者刘学易是其中一员，他在繁忙的工作之余，出版了不少这方面的书籍，我作为最初的创会者见证了他为此做出的努力。

刘大夫是我院资深儿科专家，本书是他集半个多世纪的临床经验，深入浅出、面对家长娓娓道来的一席话。他知道家长心里想什么，又急于知道什么，所以才能达到答疑解惑从而助家长一臂之力的目的。

"半亩方塘一鉴开，天光云影共徘徊，问渠哪得清如许，为有源头活水来"。

希望本书能如一泓来自源头的清泉，注入家长们焦灼的心田，细细滋润他们舐犊爱子之心。

中国科学院院士、北京儿童医院原院长

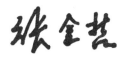

2016 年 1 月

前言

"

患者是医生永远的老师

The patient is the doctor's constant teacher

"

　　我是北京儿童医院的一名老医生，1963 年从北京医科大学（现在的北京大学医学部）毕业后就在北京儿童医院工作，一干就是半个多世纪。因为喜欢孩子，所以我毕业后选择了在儿科工作直到现在。虽然我已经是快 80 岁的人了，还是喜欢看少儿频道的节目。很多人说我显得很年轻，我想，这跟我一辈子和孩子打交道有关系吧。

　　近 60 年来，接诊了无数的小患者和他们的爸爸妈妈，虽然没有精确地统计过，但粗略算起来差不多有数十万名小患者。一辈子做儿科工作，加上北京儿童医院这个广阔的平台，使我经历了绝大多数的儿科疾病。从门诊、急诊、收住入院负责治疗直至出院，临床经验就是这样一点一滴地积累起来的。

孩子有病，多数家长的首选还是去北京儿童医院。这里荟萃了全国顶尖的儿科医生，是集医疗、科研、教学、保健于一体的大型儿科医院。现在升级为：国家儿童医学中心。前身是由我国现代儿科医学奠基人诸福棠院士于1942年创办的北平私立儿童医院。北京儿童医院不仅在西医方面有着绝对的优势，中西医结合儿科也是国家临床重点专科建设项目，是唯一一家拥有儿科中医病房的中西医结合儿科研发基地。这里汇集了许多北京的名老中医，如京城三代"小儿王"王鹏飞老先生、四大名医孔伯华先生的高徒裴学义先生，等等。

1963 年毕业后，我接受了三年严苛的 24 小时一贯负责制培训。三年的时间吃、住在医院，随时都要负责自己的病人，两周才能休息一天。这种严酷的美英式的医生培养制度，使我打下了扎实的西医基础。后来，我有幸拜众多老中医为师，其中就包括王鹏飞老先生和裴学义老先生等，跟随他们学习中医，在病房临床做科研，运用中、西医两种方法共同面对疾病这个"敌人"。

　　家住北京的小朋友和已经长大的大朋友，哪个小时候没去过几次儿童医院呢，更不用说外地慕名而来就诊的患者了。尽管现在的就医环境比以前有了很大改善，但形容这里是春运期间的火车站一点儿也不为过。春运还有个时间段，这里可是成年累月的人头攒动、熙熙攘攘。

　　寒暑假期间、过年过节前后、季节变换忽冷忽热易生病的时候就要加个"更"字。有过看病经历的家长都有感触，孩子吱哇乱叫的哭闹声不绝于耳，别说看病了，听着都心烦意乱。我常说我们儿童医院的大夫都是特殊材料制成的，我们不仅不嫌烦，还能从这吱哇乱叫的哭声中听出孩子们传递的信息，顺便在张嘴大哭时看看嗓子、检查一下口腔；孩子哭闹时是在深呼吸，这也是听诊肺部的好时机。

　　儿科是"哑科"，孩子不会表达，家长着急又表达不清，在见到生病的小宝宝的瞬间，经过简短的问诊、检查，对疾病的轻重缓急就应该有个大致的判断了。特别是在北京儿童医院这样每天门诊量成千上万的大型儿科医院，更需要医生作出快速准确的诊断。

经常听到去儿童医院看病的妈妈们抱怨，挂号排队等了好几个小时，等到看上病了就几分钟的时间，化验检查要排队，交费取药也要排队。每个等候的家长都希望医生给别人快点儿看诊，但自己就诊时又希望医生看得慢一点儿、再细致点儿。

但是，千万不要小看医生看诊这短短的几分钟，它凝结了一位儿科医生多少年的艰苦努力，不断的勤奋学习，慢慢积累起来的临床经验。如果有时间，医生更希望和家长细致地讲解病情，但看到周围里三层外三层的生病宝宝和焦急等待的家长时，也就只能用最简短、最准确的语言用最少的时间给出最标准的解答。这短短的几分钟，它会调动起医生所学过的所有知识，从患儿的症状、哭闹的声音、精神状态、查体所获得的各种信息中，从焦急的妈妈们有时近乎语无伦次的表述中，去伪存真、辨别出有用的证据，作出最准确的诊断。

每天看到这些焦虑的家长，又苦于没有时间为他们作仔细的解释，年轻时我便开始了科普创作，成为科普作家协会的一员。从 20 世纪

70 年代起，先后在报纸杂志上发表过许多文章，还在人民卫生出版社、北京出版社等十几家出版社出版过很多科普育儿书籍及专业儿科书籍。

很多家长曾对我说，"刘大夫，你们儿科医生真不容易呀，小孩子是不会说清楚哪里不舒服的，全凭你们的经验看病，大夫您真厉害！"其实，不是大夫厉害，而是大夫接受的专业学习和训练多，是大夫经历过的患者多，"患者是医生永远的老师"这句话很有道理！

多年的临床工作，使我了解家长们的各种担忧和疑问。我愿意和大家分享我的经历和经验，让更多的人了解：孩子为什么会生病，可不可以不生病、少生病，一旦生了病该怎么办，等等。当年我身为"年轻的医生爸爸"时，是如何对待自己的孩子生病的；当年许多经常爱生病的小朋友现在长大了都什么样子；如今我身为"专家医生爷爷"，又是如何对待自己的孙子、孙女生病的。

时代在变迁，科技飞速发展，育儿观念也在发生变化，知识的不断更新对于医生尤为重要。互联网让我们耳目一新，我也与时俱进地学会了运用网络。以前需要订阅杂志、去图书馆才可以查阅最新的文献、最新的医学研究成果，现在坐在家里动动手指就解决了。有了网络好像世界都变小了，远在美国、加拿大等地球另一边的亲戚、朋友，家里的宝宝有什么问题，都会跟我视频连线一下，很多小毛病都会得到及时处理。这在以前是多么难以想象呀！

这些都是每天发生在我身边真实的故事，我邀请我的女儿刘晖跟我一起，把它们记录下来。我的女儿也是我的学生，一直跟随我出诊，传承宝贵的经验。出于对隐私的保护，故事中的小主人公都是化名，也会有把几个例子放在一起的情况。希望我们的分享对爸爸妈妈、爷爷奶奶、姥姥姥爷和所有关心孩子健康问题的人们有所帮助；希望大家用积极的心态面对宝宝生病，陪伴宝宝快乐地成长。

在这里，我要感谢我的夫人郭维芬女士。她从学校毕业一直到退休都在儿童医院工作，历任急诊科、五官科、皮肤科等科护士长，是北京市首批高级护理专业职称获得者之一，是资深的儿科护理专家。她同样有一颗热爱孩子、热爱儿科事业的善良的心，也曾出版过很多关于儿科护理方面的科普及专业书籍，本书的出版得到了她的鼎力支持和默默的奉献。

我还要感谢武海先生、水淼女士，他们都是年轻的心理学专家，虽然是我的晚辈，但后生可畏。他们同样为本书的出版做了大量的辛勤工作。感谢所有对本书出版工作做出努力、奉献爱心的朋友们！

我从医到现在近六十年过去了，当初的小患者早已为人父母，有的甚至都当了爷爷奶奶，他们还会带着儿子辈、孙子辈来找我看病。看着当初的小患者健健康康地长大成人了，这份喜悦和成就感是无法用语言表达的，也是金钱不能换来的。

　　希望本书对年轻的父母有所帮助。

——刘学易

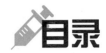

序 / 3

前言　患者是医生永远的老师 / 4

第一章　孩子生病稳住神，医生教你步骤一二三　/ 1

爸妈如何面对总爱生病的宝宝 / 2

地震那年，孩子发烧给我的印象最深 / 5

自己小孙子生了病，医生爷爷也是如此诊治的 / 7

"小儿科"不简单 / 11

年龄分期是孩子病情确诊的重要指针 / 13

生病了，一定要化验检查吗 / 16

医生如何看化验单 / 20

医生、护士、孩子、家长，让我们成为朋友 / 23

踏进医院后，这样做对孩子最有利 / 24

第二章　孩子经常生病是抵抗力差吗？　/ 27

免疫力是保护人体的"国防军" / 28

流鼻涕不一定是坏事儿 / 32

扁桃体、腺样体要不要摘除 / 34

遇上想吃肉包子的小男孩，医生爷爷：就给他吃 / 37

容易生病到底是不是吃多了 / 42

关于免疫力那些事儿 / 44

爱"喘"的小朋友长大了没有一丁点事儿 / 49

第三章　孩子发烧烧身，家长跟着烧心，如何一块"冰"降两头热 / 51

其实，发烧是一个最常见的症状 / 52

烧得高就一定是病得重吗 / 54

孩子"抽疯"，妈妈如何能快速的不再胆战心惊 / 55

第一次发烧的小姑娘 / 57

孩子发烧第五天，妈妈如何度过心理极限 / 60

有效降温其实就这么简单 / 63

孩子很少发烧，妈妈也着急 / 66

乐乐的两次小毛病 / 68

发烧要警惕中耳炎 / 70

第四章　天打雷，人咳嗽，都是稀松平常的事儿 / 73

咳嗽：积极和消极作用并存 / 74

认识我们的呼吸道 / 77

什么是上呼吸道感染（上感） / 79

气管炎与呼噜 / 80

支气管肺炎 / 81

病毒肺炎 / 83

大叶肺炎 / 85

支原体肺炎 / 86

咳嗽的表现就这么几种 / 87

喘憋——呼吸道梗阻 / 90

没消息就是好消息 / 93

第五章　消化系统其实是个"劳动模范" / 97

认识我们的消化系统 / 98

孩子的消化系统不同于成人 / 100

孩子为什么老爱吐 / 102

经常流口水是病吗 / 104

霉菌与鹅口疮 / 106

经常肚子疼可能是肠痉挛 / 107

特别提醒：24 小时内剧烈腹痛要警惕急腹症 / 111

腹泻 / 112

便秘 / 115

第六章　药，用对了才是好药 / 117

抗生素不等于"消炎药"不能擅自给宝宝服用 / 118

从抗生素时代到抗病毒时代 / 121

输液只是一种给药途径 / 125

湿疹反复难缠，治疗并不复杂 / 127

治咳嗽，中药有独特的招儿 / 130

脾胃不和，中医调理的好处 / 132

孩子喜欢吃不该吃的东西怎么办 / 134

小大人"唉声叹气"是要干什么 / 135

第七章　常见病，学会自己初步判断　/ **137**

水痘不可怕　/ 138

流行性腮腺炎　/ 140

猩红热　/ 141

过敏性紫癜　/ 142

血小板减少性紫癜　/ 144

风疙瘩　/ 146

痱子与痱毒　/ 147

第八章　儿童的这些症状莫轻忽　/ **149**

如何听懂孩子的哭声　/ 150

孩子经常说腿疼　/ 153

孩子怎么变瘦了　/ 154

出汗多正常吗　/ 156

男宝宝的小秘密，许多妈妈不知道　/ 157

晕厥与虚脱　/ 159

为什么总爱流鼻血　/ 160

不要轻易掏耳朵　/ 162

第九章　让孩子少生病真的有几味"灵丹妙药"　　/ 163

孩子的健康是吃出来的　/ 164

构建身体的蛋白质　/ 167

碳水化合物补充能源　/ 170

输送能量的脂肪　/ 172

种类繁多的维生素　/ 174

矿物质与健康　/ 176

生命之水　/ 179

好习惯受用终身　/ 182

宝宝食谱一个字——杂　/ 188

维生素 A、维生素 D 要同补　/ 190

孩子健康有三宝　/ 191

再叮咛几句　/ 193

世界在改变，人体生长发育的规律没有变　/ 194

有时去治愈，常常去帮助，总是去安慰　/ 195

孩子生病
稳住神，
医生
教你步骤
一二三

孩子是爸爸妈妈的心肝宝贝，当他们生病的时候，爸爸妈妈会焦虑万分、寝食难安，怎一个愁字了得。看着病中的宝宝，妈妈的心情用"心如刀割"来形容一点儿不为过。真希望生病的是自己，希望自己能替宝宝受罪。

爸妈如何面对总爱生病的宝宝

每当宝宝生病时，爸爸妈妈到底该怎么办呢？

宝宝生病时，心里没底恐怕是妈妈最常见的状态。不知道接下来会发生什么，病情会不会越来越严重？会不会由于没早点儿去医院而耽误了？会不会留下后遗症？会不会……？无数个问题，越想越害怕。

在焦虑和恐慌中大多数的家长非常自责，有的时候家里的大人们还会相互埋怨。吃多了？冻着了？穿多了？最近都没出门，已经非常非常小心了，怎么还会生病呢？一定要为宝宝生病找出个"罪魁祸首"来。

妈妈们会仔细回忆宝宝生病前的每一个细节。如果是受凉了，那以后一定要多穿衣服；如果是吃多了，宝宝最近特能吃，总要吃肉，那以后一定不能吃肉了。

"一吃多了就生病"，这是很多妈妈的"经验"——上次就是因为吃了羊肉串，第二天就发烧了；还有的是因为虾吃多了，平时只吃两个，那天一下吃了六七个，第二天就咳嗽了；还有一次是前一天吃了粽子，以前从没吃过，下次可要注意了……但是，无论再怎么注意，孩子总是会生病的，到底是为什么呢？有没有什么药，能让孩子吃了后不生病呢？

特别是当宝宝发烧时，宝妈们的情绪完全随着宝宝的体温波动而忽高忽低。退烧了，宝宝也像没病时一样照常玩耍，妈妈暂时松了一口气，心情也变得好起来了，脸上露出了笑容。可是没过一会儿，怎么又烧起来了，去医院？还是再扛扛看？上次就是扛了几天，扛成肺炎了。

几年前，有一位很久没有联系的朋友，自己辗转找到我，他刚刚晋级当了爸爸，向我诉说了孩子开始生病时自己的心路历程。他说："刘叔叔，我儿子八个月时第一次发烧是在晚上，您信吗？我抱着他连跑了三家医院！"我相信，因为这位爸爸的经历并不是个案。

原来，他在第一家医院看完病拿了药，有点儿不放心，医生就看了看孩子嗓子，用听诊器听了孩子前胸后背，问了问情况，开了药，让回家吃药观察，多喝水多休息，若感觉不好再来，前后不超过五分钟。他想再仔细问问，旁边的家长你一句我一句的，医生也没工夫搭理他了，后面还有一堆病人呢。怎么办？换家医院再看看吧，万一这个大夫没看仔细，有什么问题没查出来呢。排队取完药，便去了第二家医院。

第二家医院人也不少，他说，"我就在想，这大晚上的哪儿来的这么多病人。不过这次的医生除了看嗓子、听诊，还开了验血的检查。到了采血室，孩子睡醒了，精神还不错，见到取血的小护士还乐呢。当针尖儿刺破手指的一刹那，'嗷'地一声就哭起来了，看见血从小手指尖儿滴出，好像针扎在了我心上。看着孩子这么难受，我真希望替他受这个罪。真希望生病的是我而不是孩子。"等了一会儿，结果出来了，赶紧拿给医生去看。诊室门口还有几个小朋友在等候，有的脑门上贴着退热贴，不用问肯定也是发烧，还有的小朋友在不停地咳嗽。医生看了化验结果，告诉他发烧是由于病毒感染引起的，又开了一些药，让回家继续观察，多喝水，必要时服退烧药。还是几分钟的看诊时间，又取了一袋子的药，可孩子的体温不但没降，反而比在家时烧得更高了。这可怎么办？回家吧，孩子的烧没退，万一再抽风了更得抓瞎。刚才由于着急，去的都是离家比较近的医院，这回干脆奔儿童医院吧。

到了儿童医院已经是深夜，但还是被这阵势惊着了：医院门口车水马龙，急诊大厅人头攒动，孩子的哭声不绝于耳。前面两家医院的人与此相比，简直是小巫见大巫。每个孩子都有几个大人陪同，有排队挂号的，有排队看诊的，还得有排队化验的，再排队取药、排队让医生看化验结果……每次排队都跟打仗一样。一来二去，几个小时过去了，结果出来了，还是病毒感染导致的发烧，医生让回家观察，又拿了一袋子的药。经过这好几个小时的折腾，大人已经近乎筋疲力尽了，孩子也不知道出了几身汗了，摸摸小脑门儿，好像烧退下来了一些。

这下回家吧，到儿童医院也看了，三家医院的医生说的也都差不多，如果一个医生误诊不会三个医生都误诊。关键是孩子的烧也退下来了一些，宝爸的心算是放下了一半儿。

我听了他的讲述后告诉他，他的心情可以理解，他的这种做法也并不是个例，但是孩子生病时家长还是要尽量镇静，毕竟着急不能解决任何问题。爸爸妈妈们平时可以多了解一些育儿知识，孩子一旦生病知道暂时如何应对，在家中如何观察、护理。

另外，既然去了医院，就要相信医生，抱着生病的孩子到处奔波，不但增加了交叉感染的机会，病中的宝宝也得不到休息，这种做法实在不可取。

孩子总生病怎么办呢，许多爸妈后悔自己当初没学医！其实，身为医生，并且还是儿科医生，我自己的孩子生病的时候，心情以及家中的情况大致也是一样的。情感时而会替代理智的思考，担心也会因为丰富的专业知识而变得更复杂。

记得我的儿子小时候就爱发烧，有一段时间几乎每月一烧，用一句现在时髦的网络语言——我当时也真是醉了。

可能是家住医院宿舍的缘故吧，感染的机会自然多些，我们经常开玩笑地说："沾了不少儿童医院的光"。我是儿科医生，孩子的妈妈是儿童医院急诊室的护士长，我们的家又住在儿童医院的宿舍，仅与医院一墙之隔，孩子有什么问题都能得到及时的治疗，可以说是占尽了天时地利人和，这种情况下，孩子生病了，我们一样会担心、着急，更不用说普通的家庭了。

在医院里，我每天都要跟孩子的家长解释病情、交代用药，但真到自己孩子发烧时也是不淡定的。平时被家长问得最多的问题就是："大夫，孩子老是这么烧，会不会烧坏了呀？"在没有经历过自己的孩子发烧之前，我会按照我所接受的正规的、专业的儿科医生的诊病思维毫不犹豫地答复家长。

说来有趣，自己也觉得有点儿可笑，看着自己的孩子发烧时通红的小脸儿，摸着滚烫的身体，一天、两天、三天的高烧不退，自己的心里也是五味杂陈，心疼、自责……人同此心，情同此理。但我还是会从专业的角度

地震那年，孩子发烧给我的印象最深

一遍一遍地回想发烧前后的每一个细节、观察每一点变化，担心因为自己的失误耽误了治疗，也会请其他的老师、同事来会诊。

印象最深的一次孩子发烧是地震的那年，那是 1976 年的夏天，儿子快两岁了，持续高烧 5 天，体温总是在 38℃ ~ 40℃。这次是感染了疱疹病毒，嘴里唇上都起了水泡。孩子没什么食欲，两天没怎么吃东西。天气异常闷热，下班时买的大西瓜摸着热乎乎的。那个年代家庭条件不比现在，当时没有冰箱更没有空调，连电扇也没有。"冰镇西瓜"就是接一盆凉水，把西瓜泡在水里降温。

其实我很清楚，病毒感染是没什么特效药的，只要对症处理，必要时口服退烧药，物理降温就可以了，但作为一位父亲，我仍然很焦虑。白天在医院忙了一天已经很疲惫了，晚上还是想守在孩子身边，密切注意病情的每一点变化，时不时地做着物理降温。

上班时需要处理的事情太多，真是太累了，守着孩子的时候不知不觉就迷迷糊糊地睡着了。刚睡了没多久，感觉床在晃动，第一反应就是，坏了，孩子抽风了。当看到地上盆里泡的西瓜也在来回晃动，水洒了一地，才觉得不对劲儿，这时听见外面有人在喊："地震啦！地震啦！"我急忙抱起儿子，唤醒妻子和女儿一起跑出了楼外……当时大雨如注，我一摸儿子的头，烧退了！我几天的担心，随着习习吹来的凉风也消散得无影无踪了。现在想起来仿佛昨天发生的事一样。熬过了那几年，随着年龄的增长，孩子渐渐也就不怎么发烧了。如今儿子也已经四十不惑了，有了自己的一儿一女。

而我的女儿就比较幸运了，小时候多数时间住在姥姥家，是姥姥带大的。虽然当时没有现在这么丰富的物质条件，但姥姥还是能够变着法儿地给外孙女做吃的，所以从小体质就好，很少生病。偶尔闹个小病也能很快恢复，没让我们费什么心。

孩子生病，三分治七分养，心情愉悦也很重要。孩子发烧全家人都着急，这太可以理解了。我和孩子奶奶这一辈子见过了许许多多、各种各样发烧的孩子，遇到自己家的小孙子发烧，也一样有不淡定的时候，但我们心里明白，退烧是要有个过程的，任何药物的起效也要有一个过程，退烧的药物只能起到帮助孩子缓解发热时不适的症状。更何况由于病毒感染导致的发热没有特效药，重要的是给孩子营造一个舒适、安静的养病环境，怎么舒服怎么来。愉悦的心情到什么时候都是一剂"良药"，对身体都是有益的，特别是在生病的情况下。

现在我有了 9 岁的孙子斗斗和 3 岁的孙女朵朵，斗斗小的时候一有病就会送到我家来"住院"，发烧时也有从幼儿园被老师通知接回家的经历。

似乎每个孩子都有爱生病的特点，有的孩子容易咳嗽，一有风吹草动，感冒发烧后多数情况下最终会演变成咳嗽。也许刚好没几天，一去幼儿园或稍一受凉或吃的不合适又开始咳嗽，反反复复没完没了。有的孩子容易发烧，且动不动就发烧，上午还好好的，下午或晚上突然就烧起来了。斗斗在这一点上"继承"了他爸爸的毛病，爱发烧。但由于已经不住在医院的宿舍了，接触病毒的机会大大减少了，发烧的频率还属于正常范围内。

一般情况下如果体温过高，超过 38.5℃ 或 39℃（根据孩子的精神状况），我会首选口服退烧药。有几次的

自己小孙子生了病，医生爷爷也是如此诊治的

病毒比较厉害，吃了退烧药体温也不降，孩子又比较难受，我会开个中药方子，口服汤药配合退烧，并缓解难受的症状。另外物理降温，洗温水澡、擦浴是可以帮助适当降温的。

当然，最主要的还是要鼓励孩子多喝水，白开水不愿意喝就喝糖水，糖水可以促进排尿。再或者，奶奶会自制各种果汁，西瓜汁、橙汁、梨汁，总之是变换口味，想方设法地补充水分。对于病毒引起的发热，又没有其他伴随症状，除去必要时的退烧药，西药也没有更好的选择，关键是做好家庭护理工作。

创造舒适的养病环境很重要。夏天我们会把空调打开，让室内温度保持凉爽舒适；冬天开加湿器，让室内保持合适的湿度。发烧时不给孩子穿太多的衣服，保证身体正常散热。定时开窗通风，让屋内空气循环流动。天气寒凉的时候开窗通风要注意孩子的保暖，多穿一些衣服或在床上盖好被子再开窗换气。

饮食方面，发烧时孩子的新陈代谢加快，营养物质和水的消耗也会大大增加，消化液分泌却减少，消化力减弱，胃肠运动减慢。所以孩子在发烧时表现食欲不振、不想吃饭是正常现象，这时候不要强迫孩子进食，只要保证充足的饮水即可。奶奶一般都会参照儿童医院病房里的"病号饭"来准备。白米粥配上小咸菜、西红柿鸡蛋面片儿汤、菜粥、面包、小馒头、小花卷儿，再拌个小凉菜（像黄瓜、芹菜、菠菜都可以补充维生素），还有牛奶、酸奶、鸡蛋羹，等等。总之，都是一些清淡、好消化的食物。

孩子生病，三分治七分养，心情愉悦也很重要。

我们对小孙子在生病时的饮食基本上没有什么限制，只要有食欲想吃，什么都可以吃，但会在量上掌握平衡，避免吃多了增加胃肠负担。一般到恢复期，孩子会慢慢开始有食欲。

记得斗斗5岁多时的那次发烧，第一天在家休息了一整天，第二天烧退了一些，但晚饭时体温也还是在38℃左右。在家憋了两天了，吃了两天素食，孩子当时精神很好，也觉得饿了，走吧，去附近的大商场，那里人不多，环境比较空旷舒适，又有很多好吃的东西可供选择。关键是斗斗有自己的小心思，商场里有他心仪的小汽车玩具店。每次生病来爷爷家"住院"，都会因为表现好得到奖励，我想这也是很多家庭的小节目吧。

到了商场，斗斗自己点名吃了肉夹馍，喝了一大碗羊肉粉丝汤，外加一盘凉拌黄瓜。吃饱了，身上出了一些汗，摸着额头也不那么热了。在商场里溜达溜达、活动活动，到玩具店挑选了心爱的小汽车，孩子心情无比愉悦。都说隔辈儿亲，我想这也是一种天伦之乐吧！能够陪伴孩子成长，陪伴孩子一起战胜疾病，看着他慢慢地康复、渐渐地变得强壮，也不失为一种乐趣。没过几天斗斗就痊愈"出院"了。

孩子发烧全家人都着急，这太可以理解了。我和孩子奶奶这一辈子见过了许许多多、各种各样发烧的孩子，遇到自己家的小孙子发烧，也一样有不淡定的时候，但我们心里明白，退烧是要有个过程的，任何药物的起效也要有一个过程，退烧的药物只能起到帮助孩子缓解发热时不适的症状。更何况由于病毒感染导致的发热没有特效药，重要的是给孩子营造一个舒适、安静的养病环境，怎么舒服怎么来。愉悦的心情到什么时候都是一剂"良药"，对身体都是有益的，特别是在生病的情况下。

都说"医不治己"，意思就是说医生很难给自己的家人看病。在小孙子生病治疗的这个问题上，我和老伴儿还是很感谢儿子、儿媳的信任的，放心把斗斗交给我们治疗、护理。这不是玩笑话，很多老人和年轻人在育儿问题上争得不亦乐乎，医生的家庭也一样，也是普通人，也有观念上的分歧，但相互理解是治愈一切的灵丹妙药。

我的儿媳是新派妈妈，是网络达人，有了老大斗斗的经验，朵朵生病时她自己就知道该如何处理了。只是偶尔会告诉我们一下，"爸，朵朵发烧了啊"，也不用到奶奶家来"住院"了。我们既高兴、欣慰，又有一点点小小的失望，因为少了一些见孙女的机会。朵朵3岁多了，属于不怎么爱闹病的，没有遗传他爸爸爱发烧的毛病，母乳喂养，嘴很壮，吃嘛嘛香。关键是朵朵妈很会给孩子做好吃的，在朋友圈里是出了名的美厨妈妈。我接触过许多家长，在他们当中，像朵朵妈妈这样的不在少数。他们乐观、开朗，即使在孩子生病的时候，也是全身充满了正能量。很少抱怨、很少唉声叹气，告诉孩子生病是正常现象，帮助孩子缓解不适的症状，陪伴孩子一起战胜疾病。

有时会听到人们抱怨，现在的医生真好当，怀疑什么病就去做检查吧，一项一项地排除。最简单的也得验个血，白细胞高了就是细菌感染；白细胞低了就是病毒感染。咳嗽拍个片子，肚子疼就去做个B超，头疼就去做CT、核磁，结果一出来就知道怎么回事了。实际上看病真的这么简单吗？

随着科技的日新月异，检查的项目越来越繁多、越来越细致，这给医生的诊断工作、对于疾病的确诊提供了前所未有的帮助。大家都知道，"看病"这个词在英语里叫"看医生（see a doctor）"，说明了医生在整个疾病的诊疗过程中的主导作用。

在我编写的《儿科急症诊断治疗学》一书的开篇，就着重强调了儿科医生的临床思维和诊断程序，这是作为儿科医生应具备的基本素质。虽然这是一本写给儿科医生的专业书籍，但我也可以跟爸爸妈妈们简单地分享一下，希望更多关心宝宝健康的朋友们了解您身边的儿科医生，了解在每一次看病时您见到的儿科医生，他们通常是如何给宝宝看病的。这样在看医生的时候，就会知道医生最想知道什么，该如何配合医生了。

儿科急症重在一个"急"字，这里讲的急可不是爸爸妈妈们的着急、焦急，它是讲小宝宝的病急，特别是急症，起病急，来势凶猛。要求儿科医生在尽可能短的时间内给予宝宝及时、准确的治疗。而及时、准确治疗的前提是正确无误的诊断。否则，治疗就会成为无的放矢，就会大大降低急症的治愈率。这时候就要求儿科医生具备一些基本的素质。

"小儿科"不简单

首先，当你见到接诊的医生时，每一位儿科医生都会具备最基本的临床工作技能，采集病史，体格检查，基本技术操作，包括胸穿、腰穿、骨穿、取血及一些简单的常规化验。这是医生搜集临床一手资料的必要手段，没有准确熟练的基本功，给宝宝诊断疾病就无从谈起了。有些技能多数情况下家长是看不见的，有些检查孩子可能一辈子也用不到，比如腰穿、胸穿等，说明孩子的病情没有严重到需要做这些检查的情况，一般医生只要简单的问诊和查体就可以确诊了。

其次，儿科医生还会掌握儿童正常发育及儿科各种急症的基本知识，对各种急症的诊断要点、病情的发展及预后了如指掌。此外，儿科医生还拥有广博深厚的基础医学知识，只有这样才能对急症的规律有深入的了解。

具备了以上素质，医生心中还会有一条主导线，即临床思维和诊断程序。也就是说，家长带孩子去看病，一见到医生，医生都在想什么？他们最想知道什么？怎样才能得到相关的信息。有逻辑有条理的诊断程序，准确、严密、敏捷的临床思维，是一名儿科医生最重要的素质。只有这样他们才能把在学校里学习的基础医学知识和临床诊断紧密结合，正确地运用各种现代化的检查手段，在复杂的临床现象面前，抓住主要矛盾，使疑难的诊断迎刃而解。儿科急症的抢救不及时常常是诊断的失误，更重要的是临床思维不正确，或是由于主观片面，先入为主，或是考虑问题缺乏条理性而发生疏漏。

有时带宝宝去看医生，貌似就那么短短的几分钟，其实医生的脑海里要思考很多很多。

年龄分期是孩子病情确诊的重要指针

　　儿科医生很重视孩子的年龄，因为年龄包含着许多诊断的因素。孩子不是成人的缩影，他们正处于生长发育阶段，是一个动态发展的过程。因此每一个发育阶段都会出现不同的表现，即使生病也不一样，一些婴儿时期常患的疾病到了学龄期就消失了。

　　我们习惯上将从出生到14岁看做是儿童阶段，但实际上这个范围还要向两端延伸。生命从卵子受精的一刹那就已开始，出生时生命已延续了9~10个月。14岁开始进入青春发育期，但整个青春发育期要延续到18~19岁，所以整个儿童时期可划分为：胎儿期、围产期、新生儿期、婴儿期、幼儿期、学龄前期、学龄期、青春发育期。

胎儿期

　　从受精卵发育为胚胎直至出生，胎儿要在母体内生活9个多月，不少先天性疾患，包括先天畸形、先天营养缺乏、先天感染都在这个阶段种下根苗，保健重点在母亲的孕期。

围产期及新生儿期

围产期是指胎儿 7 个月至出生后 28 天，这是一个生命的关键时刻，围绕着出生前后，称为围产期，这是儿科与妇产科的边缘学科。婴儿死亡率居整个人口死亡率的首位，新生儿死亡率占整个婴儿死亡率的 2/3，而围产期的死亡率又是新生儿死亡率的好几倍。围产期死亡率是衡量一个国家科学卫生水平的重要标志。

新生儿期

即从出生至 1 个月。这个时期的保健要侧重于帮助孩子适应环境，包括喂奶、洗澡、保温、脐带护理。早产儿生活能力弱，如保暖不好引起的硬皮病，脐带处理不好引起的脐炎，产伤感染及一些严重的畸形都会开始暴露。产伤，比如颅内出血等直接与母亲分娩过程密切相关。

婴儿期

又称乳儿期，从 1 个月至 1 周岁，此期间婴儿体格和精神发育都非常迅速。与身长、体重相应的所需营养及热量都成倍增长。但这个时期消化力还很弱，由吃奶向吃饭过渡，容易发生消化及营养紊乱。这一年对以后的生长发育有很大影响，婴儿期的护理重点是合理的营养及喂养。常见疾病为婴儿腹泻、支气管肺炎和各种营养缺乏症。

幼儿期

从 1~3 岁，包括 1 岁以内统称婴幼儿期，这个时期是孩子智力发育的黄金时代，已经可以直立行走、牙牙学语，同成年人以及年长的孩子接触增多。大脑皮层功能逐渐增强，正是培养各种良好习惯的时候。刚入幼儿园时期，由于活动范围扩大，与外界接触增多，感染细菌、病毒的机会也增多了，更由于先天免疫力的下降及后天获得性免疫力还未健全，传染病发病率在此时期达到高峰，预防各种感染及传染病成为保健防病的重点。这个时期也是多事之秋，孩子三天两头闹病，是父母最烦恼、最焦虑的时期，不过这只是暂时的困难，爸爸妈妈应做好思想准备。

学龄前期

　　3~7岁，这个时期孩子的体格发育进入平稳阶段，精神智力发育仍以较快的速度进行。除了培养良好习惯外，应当注意有没有智力方面的疾病，及早发现可以及早纠正。这个时期免疫力仍处在逐渐成熟的阶段，各种传染病及各个系统的感染性疾病仍是防治的重点。这一时期的孩子似懂非懂，好奇探险的性格往往容易造成各种意外的悲剧，比如烫伤、骨折、各种药物毒物中毒等。

学龄期

　　7~14岁，这个时期的孩子已经进入接受教育训练的学习阶段，智力发育日臻成熟。家长除了注意智力开发外，还应讲究心理卫生。在这段时期各种感染性疾病发生率比之前大大降低，除了给孩子加强营养外，锻炼也十分重要。根据骨骼肌肉发育的特点培养良好的姿势，防止脊柱变形，防止近视及保护牙齿均已提到日程上来。一些婴幼儿少见的慢性疾病，如风湿、肾炎、结核、贫血发病率上升。

青春发育期

　　14~20岁，此时期是人生体格发育的第二次飞跃。

可能有的家长不相信，我的小孙子、小孙女长这么大了，几乎没有化验过指血。不是因为我心疼孩子，而是我清楚地知道，检查、化验是给诊断和治疗做指导的，医生是不会跟着化验结果的指挥棒转的。

有些检查孩子可能一辈子也用不到，比如腰穿、胸穿等，说明孩子的病情没有严重到需要做这些检查的情况，一般医生只要简单的问诊和查体就可以确诊了。

儿科的一个特点是孩子自己不会诉说病情，即使会说也很难准确、清楚地表达，所以医生对孩子的体格检查就显得非常重要。对于检查的顺序，医生会根据孩子就诊时的情况灵活掌握，比如宝宝正在睡觉，这时医生会先观察一般症状，数呼吸脉搏，触诊腹部；如果正在哭闹，则会先听诊胸部。其实，医生在思索中会有全面的检查顺序及项目，这样才能够做到没有遗漏。他们还会养成细致入微、灵活敏锐的观察力，不遗漏任何阳性体征，比如检查婴儿时会触诊全身，以便发现有无皮肤及皮下感染灶，避免由于疏忽而漏掉比如臀部脓肿及病理性骨折等情况。

有经验的儿科医生根据孩子皮肤黏膜的苍白度，就可以对血色素做出大致定量估计，也可根据皮肤及巩膜的黄染程度估计出血中胆红素的含量。对任何一个阳性体征都会有质的判断和量的估计，比如肝脾增大的程度和质地、硬度，心脏杂音的性质及分度，对于判断疾病都很有价值。

如果在看病时，医生经过简短的问询、查体检查，很快就能够给宝宝确诊，开出治疗处方，那么恭喜您，说明宝宝得的只是普通的、常见的疾病。门诊中很大一部分的小患者都属于这样的情况。如果遇到复杂的问题，医生一定会多问一些问题，更多地了解孩子的情况，开出进一步的检查、化验。

由于科学技术的发展，医学检查手段日益繁多。在采集病史及体格检查之后，医生对一些常见病大多可确诊，不需要再进一步检查了；而有的疾病只需要某些化验及 X 线检查给予证实；有些则需要做出更细致的诊断，比如病因诊断、病理生理诊断、病理解剖诊断等。

医生在搜集病史及体检之后，就要决定做哪项化验，这是临床思维的重要一步。漫无边际地开化验单是缺乏正确临床思维的表现。面对众多化验及检查方法，医生会遵循以下几个原则。

检查项目的特异性

特异性指的是能够确定诊断的检查项目，也就是说，做了这项检查，就可以确定是什么病了。比如白血病的骨髓检查，心律紊乱的心电图检查。因此，医生会选择特异性最强的先做。这就要求儿科医生对各种疾病的特异性检查应当十分熟悉。

检查项目的敏感性

敏感性意味着某项检查在某一疾病的阳性率。比如支原体抗体阳性对咳嗽的病原诊断是特异的，但阳性率不高。就是说，不是所有的咳嗽支原体抗体检查都是阳性，并且这个阳性比例不高，一旦阳性就可确诊。临床上经常遇到某项检查阳性可以支持确诊，但阴性却不能否定确诊。因此支原体抗体阴性也不能排除支原体感染，可以肯定或否定的程度取决于阳性率（听着是不是有点儿像绕口令，但医生在做出一个诊断时就是这样反复思考的）。医生熟悉各种疾病中化验检查的阳性率，这有助于评价结果的诊断价值。

检查的时机

疾病是一个动态发展的过程，医生在做任何化验检查时，都有病程概念，在病程的不同阶段，化验的阳性率也不同。比如在伤寒诊断中的肥达反应，阳性率在病程的第 4 周达到高峰，而后滴度逐渐下降以致消失，不适时的检查则徒劳无益。

患儿的因素

　　一切检查医生都会遵循先简单后复杂，先无损伤性后创伤性检查的顺序进行，这样才能尽量减少患儿的痛苦。在评价结果时，也会考虑到孩子体质的好坏、病情轻重、接受过的治疗，这些都有可能影响化验结果。比如极度衰弱的或三度营养不良患儿，虽然患严重结核，但结核菌素试验可成阴性反应。

　　医生的临床思考过程可以分为搜集资料和综合分析两步。这是人为的划分，实际上医生的临床思维从一接触患儿时就开始了。当医生向你询问病史和给宝宝做体格检查时，头脑中已经开始考虑到可能的诊断了，也就是说会想到是什么病了，这一假定的诊断可为下一步询问病史和发现体征指出方向。随着家长的不断诉说，医生的检查又会有新的发现，原来的诊断或者被证实或者被否定，如果被否定则又产生新的假设。所以搜集临床资料的过程不是被动的记录，而是医生主动的思辨过程。

医生在接诊病人时，通常情况下通过采集病史、收集资料对疾病的诊断就会有个大致的判断，是什么病应该已经心中有数了，化验、检查的目的，是为了验证自己的判断。这样开出的化验，检查结果十有八九都是有问题的，也就是说一查一个准儿！这样的医生比较牛，让大家信服。而总是靠撒大网似的检查、化验来排除，查一项没事儿查一项再没事儿，给病人增加了不必要的经济负担不说，有时也给患儿增加了不必要的痛苦。

医生问完了，查体检查也做完了，这就是搜集临床资料的过程。在这个过程之后，不论诊断是否建立，医生都会对所有资料进行系统的整理分析，归纳出病历特点。这时医生头脑中各种疾病的要点开始发挥作用，他们会将归纳的病历特点与诊断要点对照，抓住主要矛盾和诊断的关键，找出有诊断价值的临床表现。

这可能是一个症状、体征，也可能是一项化验结果，或是一组固定搭配的综合征，比如幼儿急疹的发烧、烧退出疹、烦躁、腹泻；比如肾病综合征的蛋白尿、浮肿、白球蛋白比例倒置及胆固醇高。即使是许多疾病共有的症状，也会从中找出特异性的症状来，如发热是许多疾病共有的症状，但不同疾病有不同的热型、不同的病程及伴随症状。

症状的特异性和它在某一疾病的发生率，对于诊断具有同等重要的意义，比如很多疾病都会出现呕吐的症状，有时几乎是所有先天性幽门梗阻患儿所具有的症状，对幽门梗阻来说，此症状的特异不高，但其发生率很高，因此如果不具有呕吐症状，则幽门梗阻的可能性就极小。也就是说，先天幽门梗阻都会呕吐，但呕吐的可不一定就是幽门梗阻。

作为一名儿科医生，诊断考虑会很全面：一是会从多方面考虑，要根据病历特点提出全部可能的诊断，也就是说，根据孩子的情况所有该想到的病都要想到，然后逐个进行分析判断、评价、鉴别。漏诊常常不是医生不会诊断这个疾病，而是没有想到这一可能性，所以才会对患儿的有些表现视而不见。二是医生会从正反两个方面看问题，临床资料中不论阳性或阴性结果，都会同样重视，诊断不只是从正面证实，还要将应该排除的疾病，用反面资料逐个排除。

以上我只是简单、重点地描述了儿科医生接诊前后的思维诊断程序。家长朋友们，这就是当你们抱着宝宝去看医生时，医生在见到生病的宝宝的瞬间都会想什么、做什么。化验单是如何开出来的，化验结果又是如何指导诊断的。有时候化验结果看似有问题，不一定就是这种病；化验结果没问题，也不能排除这种病。这些诊断工作都需要医生用缜密细致的思维、丰富深厚的基础知识，结合临床工作的经验，综合鉴别最后的结果。这么看来，看病绝不是个简单的事儿吧！我经常跟家长们说，化验结果是给医生看的，也就是这个道理。

一名普通的儿科医生，最基础的也要接受 5 年的本科学习，有的外加 3 年的硕士学习，再加 3 年的博士学习，经过见习、实习、住院医培训，不断的继续教育，才能够摸爬滚打、身经百战地坐到您面前，给宝宝诊治疾病。更不要说主治医师、副主任医师、主任医师了。多年的临床实践工作与不断地学习造就了一名合格的儿科医生。有经验的医生也都是从年轻医生走过来的。

记得我还是年轻医生时，医院流传着一个有趣的故事。如果你想知道哪个医生业务水平高、临床经验丰富，一问化验室、检验科的人就知道。那里的老同志们心里都有一本小账，他们给临床一线的医生们暗暗排了个名次。原来，他们是根据医生们开出化验、检查结果的阳性率来判断的。

医生在接诊病人时，通常情况下通过采集病史、收集资料对疾病的诊断就会有个大致的判断，是什么病应该已经心中有数了，化验、检查的目的，是为了验证自己的判断。这样开出的化验、检查结果十有八九都是有问题的，也就是说一查一个准儿！这样的医生比较牛，让大家信服。而总是靠撒大网似的检查、化验来排除，查一项没事儿，再查一项没事儿，给病人增加了不必要的经济负担不说，有时也给患儿增加了不必要的痛苦。说明这位医生的业务不够熟练、经验不够丰富，临床思维不够有条理，是会被人家笑话的。

虽然这是很多年以前的故事了，但它说明了医生的临床思维和诊断程序在疾病的诊治过程的重要作用。随着医学的飞速发展，科技的不断进步，越来越多先进的、高科技的化验、检查项目层出不穷，给疾病的筛查、诊断提供了前所未有的帮助。但这些都是为人服务的，为医疗活动中最最重要的医生服务的。时代在发展，世界在变化，科技在进步，它们都会为医生的临床思维、诊断程序锦上添花。

> 疾病面前，医生、护士和患者确实是一个战壕里的战友加朋友，共同配合协作，心往一处想、劲儿往一处使，共同的目标都是战胜疾病、守护健康。

我在网上看过这样一条消息，可以借鉴。这是一张国外警察局的宣传海报，提醒看护儿童的家长，不要用警察来吓唬孩子——"不听话让警察把你带走！"，而是要告诉宝宝，警察叔叔阿姨是我们的朋友，是保护我们安全的人，在遇到任何危险的时候都要寻求他们的帮助与保护。很多关爱孩子的人们都在传播着这种正能量。

我觉得这样的友情提示一样适用于医院，提醒家长们不要用医生、护士来吓唬孩子——"再不听话让医生（护士）给你打针！"恐怕很多家长都这样说过吧。小朋友们会先入为主地认为医生、护士太可怕了，躲都来不及呢，更别说配合检查了。

试想如果我们做家长的能够耐心、温和地告诉孩子，生病了是因为有细菌、病毒这样的"坏人"跑到了我们的身体里，在给我们捣乱，让宝宝难受、不舒服。医生、护士都是我们的好朋友，他们会帮助我们抓住坏人，把坏人赶跑，宝宝就不难受了，就可以和其他小朋友一起玩儿了。宝宝生病了就要去看医生，寻求医生的帮助和保护。孩子是最聪明的，通过这样的引导，可能很多宝宝就不会再惧怕医生，可以放心地配合检查、治疗。疾病面前，医生、护士和患者确实是一个战壕里的战友加朋友，共同配合协作，心往一处想、劲儿往一处使，共同的目标都是战胜疾病、守护健康。

医生、护士、孩子、家长，让我们成为朋友

在病人繁多的儿科急诊、门诊，特别是北京儿童医院这样综合性大型儿科专业医院，有成百上千名医护人员，他们个个都身经百战、阅"宝"无数。

也许医生的话并不多，但不代表他们不在思考，开始接诊时，临床思维和诊断程序已经在医生的脑海里像高速运转的计算机一样启动了。因此医生的每一句问话都是重点，是搜集病史的重要组成部分。焦急的妈妈们明白了这个道理，就会知道该如何跟医生沟通了。

宝宝生病了家长们非常着急、焦虑，这是人之常情，可以理解。但在看诊时还是要尽量争取保持淡定，排队等候的时候就可以开始试着让自己的心情平静下来，一方面回想一下宝宝发病的经过，等会儿好向医生重点描述；另一方面，安静、不焦躁的妈妈对病中的宝宝也是一种安慰，看诊时比较容易配合检查。

孩子来看病一般都会有几位家人陪同，爸爸妈妈、爷爷奶奶或者姥姥姥爷、带孩子的阿姨等，这时候全家人一定不要相互埋怨，"都怪你，给孩子吃那么多！""你看你，给孩子穿那么少，不生病才怪！"宝宝生病不是谁的过错，都是亲人，都是为孩子好，既然到了医院，就安心看病，多给孩子安慰、鼓励。

另外，在看诊时大人们要注意，最好由一位家长主述：由一位熟悉孩子饮食起居的家长来主述，没有说到的情况其他人补充，一位说完了另一位再说。

描述病情要具体

家长在述说病情时，要先把孩子最主要的症状和异常表现告诉大夫，比如发烧、咳嗽、呕吐、腹泻等，还要说出这些症状出现了多长时间，尽量说准确，叙述要具体，避免含糊其辞，如：发烧好几天了，一直烧，总是反复；咳嗽好长时间了。要说哪一天开始发烧的，烧了几天，每天的最高温度是多少度，从哪天到哪天不发烧了，哪一天又开始发烧直到现在是几天；咳嗽多久了，一周、两周、一个月、三个月，都要用具体时间来表达。这些情况妈妈们要心中有数，等待看诊时是最好的做功课时间。除去介绍主要症状外，还要说明一下孩子的一般状况，即食欲如何、精神怎样、大小便是否正常、睡眠如何，这样有利于大夫判断孩子的整体情况。

出示以前看病的相关资料

有些家长已经带孩子看过病，做过哪些检查，结果如何，最好把检查的心电图、胸片结果，验血、尿、便的结果拿给医生看，这样可以避免重复的不必要的检查。有时只凭外院的检查结果，医生就能做出诊断，省去很多麻烦；在院外用过什么药也要说清楚，通过这些，医生可以判断药物的效果，作为处方的重要参考资料。特别是若有药物过敏史，一定要告诉医生，免得造成不良后果。

告知孩子出生时的情况

儿科不同于其他科，家长还要向医生说明孩子出生前后的情况，比如是否顺产，出生后有无窒息，是否早产，生下来体重多少，不少疾病的诊断需要这些方面的资料。对一些遗传病，医生不仅会询问孩子的情况，还会询问父母及家族其他成员的健康状况，以便追寻遗传的来源。

孩子哭闹没关系

儿科医生不怕孩子哭，有时在听诊检查时还希望孩子哭，这样在他深呼吸时，听肺内的啰音更清楚，不哭反而听不清。孩子一哭就会张大嘴，便于医生看见口腔内的器官，如舌苔、咽喉、扁桃腺等。

进诊室前的准备

在进入诊室以前最好让宝宝排尿 1 次，免得检查时尿大夫一身，双方都很尴尬。去医院前带好水瓶、奶瓶、纸尿裤及卫生纸、湿纸巾，准备一个空塑料袋，可将用过的纸尿裤、卫生纸装起来。可以带点儿吃的，大孩子带几本图画书，以备候诊时解闷。如果孩子腹泻，事先带一点大便采样；如果孩子需要查尿，事先带一小瓶尿样，这样在化验时省得临时来不及。

家长和孩子一起与医生配合

医生检查孩子病情时，要把孩子的脸朝向医生，因为孩子的面色、表情对诊断都有帮助。冬季孩子穿的衣服里三层外三层，解起来很费事，当向医生叙述病情时就应着手解扣子，这样能节省时间。当医生听诊时，要帮孩子转动身体，听正面及背面胸部。当医生摸肚子时，宝宝可以坐或仰在妈妈腿上，与医生配合好。特别是医生看嗓子时，小一点儿的宝宝应当由妈妈抱紧，把孩子的两腿夹在大人两腿之间，一只手按着孩子的双手，另一只手扶住孩子的头部，也可以一个人扶住手，另一个人扶住头，免得孩子乱动，致使医生看不清咽部。

第二章

孩子经常
生病是
抵抗力
差吗?

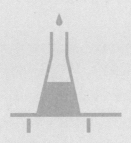

　　咳嗽，发烧，扁桃腺化脓，拉肚子……似乎没听说过谁家的孩子从来不生病，只是频繁与否的区别。

　　为什么孩子容易生病呢，是免疫力差吗? 有没有什么药可以提高免疫力，让孩子吃了就不生病了? 究竟什么是免疫力，经常生病到底是不是免疫力低下? 怎样做可以帮助孩子提高免疫力呢?

免疫力是保护人体的"国防军"

免疫力是保护人体的"国防军"

我们平时所说的抵抗力，医学上称为免疫力，准确的说法应该叫免疫系统功能。是人体自身防止疾病的防御系统，是人体识别和排除"异己"的生理反应。

免疫系统是由免疫细胞（如淋巴细胞等）、组织、器官（如胸腺、脾脏等）及免疫分子（如补体、抗体等）组成的，它们好像人体的"国防军"一样时刻保护着我们的身体。正常情况下，"国防军的各个兵种、各个部门"通力合作，对抗病原微生物之类的"非法入侵者"，这就是免疫系统的主要工作。

我们通常说的抵抗力就是指这个免疫系统的功能，也就是"国防军"工作的状况。它们的工作能力对人体这个"国家"来说至关重要，"国防军"出了问题，人体在疾病面前就丧失了抵御的能力，那可是十分危险的。

人体的免疫系统可以分为两类：

"常规部队"即非特异性的免疫系统，包括：皮肤、黏膜、淋巴系统等。

"特种部队"即特异性的免疫系统，包括：体液免疫和细胞免疫等。

"常规部队"可以对付各种外来的"敌人"，对于各种病原微生物一概有效；而"特种部队"是有区别、有目标地对待"敌人"的。每一类部队都有自己的一道道防线，防御"敌人"的入侵，保护我们的身体。

让我们来看看这些"国防军"是如何一层层保护我们的身体的：

NO.1：皮肤、黏膜
——"常规部队"（非特异性免疫系统）的第一道防线

人体的皮肤、黏膜是非特异性免疫系统的第一道防线，在这一道防线上，时刻都有着各种各样的"敌人"来侵犯。皮肤、黏膜特别是鼻黏膜上经常附着大量细菌及病毒，区区弹丸之地，就可以有无数细菌和病毒。当它们落在清洁的皮肤、黏膜上都会被杀死。因为这道前沿阵地上有着自己的战士，一天二十四小时阻击各种来犯的敌人。

汗腺、皮脂及"化学兵"黏液。黏膜可以分泌各种化学杀菌剂溶菌酶，把细菌溶解消灭。鼻黏膜、气管黏膜分泌的黏液能把气流中的灰尘、病菌、病毒粘住，呼吸道黏膜表面的细胞有许多极细的纤毛，这些纤毛日夜不停地有规律地摆动，像扫帚一样默默地把粘住的灰尘、病菌、病毒向外清扫，通过咳嗽、喷嚏排出体外。

NO.2：淋巴系统
——"常规部队"（非特异性免疫系统）的第二道防线

当第一道防线没能有效阻止外来"敌人"的侵入，或者"敌人"太狡猾躲过了第一道防线时，就进入了第二道防线——淋巴系统。淋巴系统是一个强大的防御机构，应该算"常规部队"第二道防线的一个重要单位。从口咽部开始，口咽是消化道和呼吸道的共同入口，长期的进化使其成为防御外敌入侵的重要关口。其中扁桃体、鼻腔后面的腺样体及咽后壁的淋巴组织，共同组成这个环状的淋巴网，罩在呼吸道的最上端，对进入呼吸道的空气起到过滤作用。扁桃腺和腺样体是引起宝宝生病的最常见的两个部位。

NO.3：血液
——"常规部队"（非特异性免疫系统）的第三道防线

当病菌来袭立即投入战斗，同时在骨髓里加紧培训新兵，一旦有敌人侵入，免疫细胞就使它的数目增加好几倍，这就是有炎症时白血球增高的原因。白细胞日夜不停地在全身各处游走，哪里有"敌人"入侵，就在哪里战斗。在显微镜下可以看到中性白细胞和单核细胞随时改变自己的形状游向"敌人"，把它围住，直到把它们吞没。白细胞里含有好几种蛋白质分解酶，可以把包围的"敌人"分解杀灭。如果"敌人"在血管外的组织里，中性白细胞还可以借助变形，通过毛细血管壁，到血管外的组织里去吞噬。

NO.1：体液免疫
——"特种部队"（特异性免疫系统）第一道防线

"敌人"侵入后，人体为了抵抗它，由淋巴细胞转化的浆细胞，能够产生一种专门对抗它的物质，医学上叫"抗体"。而刺激人体产生抗体的物质叫"抗原"。随着病情的进展，抗体逐渐增多，最后战胜"敌人"。

病好了，可是这种专门的抗体却永远保存在人的身体里，并且可以使孩子终生免疫。这种依靠产生特异性抗体来抵抗某种疾病的办法，现代医学称为体液免疫。但是，病毒是比细菌更小的微生物，它能侵入细胞，这样在细胞外的血液中流动的抗体就无法对付它。对付这种敌人就要依靠一种不依赖抗体的第二道特殊防线。

NO.2：细胞免疫
——"特种部队"（特异性免疫系统）第二道防线

病毒作为抗原刺激淋巴细胞，使它发生致敏，这样它就获得了一种对抗原产生反应的潜在能力。当孩子再次受到同一抗原刺激时，被致敏的淋巴细胞就会释放出多种淋巴因子从而杀死病毒。其中有一些可以使原有的吞噬细胞数目增多，从而增强吞噬能力，同时还能使细胞内加速产生杀毒物质，进而消灭侵入的"敌人"，这就是细胞免疫。

流鼻涕不一定是坏事儿

了解了免疫力是保护我们身体的"国防军"，下面来了解一下这支强大部队的前沿阵地。

通常鼻腔中的微小纤毛可以说是呼吸系统的最前沿。每一次吸气的同时，都会有很多"敌人"混在空气中，想要进入我们的身体。空气污染问题，特别是PM2.5等问题，使得我们呼吸的空气变得前所未有的复杂。但仍然有很多"敌人"是可以被前沿部队拒之门外的，鼻黏膜分泌的黏液也就是我们看到的鼻涕，可以把灰尘、病菌、微生物包裹起来，鼻腔中的纤毛可以起到过滤的作用，在呼气的帮助下向外清扫。当"敌人"越来越多时，鼻黏膜的分泌物就会增多，鼻涕也就越来越多。一次中等强度的喷嚏能把成千上万的病毒从身体里赶出去。

适时地主动清理鼻腔可以起到帮助消灭"敌人"的作用。比如每次回到家时，无论大人还是孩子，在第一时间洗手的同时，可以养成清洗鼻腔的好习惯。大人或大一点的孩子可以用洗干净的双手，捧着清水用鼻子轻轻吸水，然后擤出。小一点的孩子，可以在大人的帮助下，用棉签蘸满清水轻轻擦拭鼻腔，达到清洗的目的。

但是，要注意不要过度清洗，过于频繁的清洗会适得其反，起到帮助"敌人"的作用。门诊时会见到一些小朋友，鼻腔里干干净净、非常光滑，却还总是会鼻子痒、揉鼻子。一问才知，孩子和妈妈都热衷于清理鼻腔，鼻子里只要有一点儿鼻涕，孩子就会觉得不舒服，想方设法也要把鼻涕弄出来。

有些妈妈认为有鼻涕就是鼻炎了，帮助孩子每天用洗鼻器清理。时间久了，就养成了一个坏习惯。频繁的清理使得正常的鼻黏膜和纤毛遭到破坏，大大降低了自身原有的防御能力。举个不太恰当的例子，就好像我们要防止小区门口的小商小贩、发小广告的人进入小区，但在把他们"请"走的同时，连我们自己看门的人员和保安也一起"请"走了。这样小区的大门就没有人看管了，形同虚设，再有不怀好意的人就可以长驱直入了，这在无形中就帮助了坏人。

因此，碰到这种情况，我都会向妈妈们解释这个道理，告诉她们孩子有点儿鼻涕不要紧，偶尔打个喷嚏、咳嗽几声也不要太紧张了，这都是人体的自我保护，是免疫系统在防御外来的"敌人"，我们可不要帮倒忙哟。

了解了呼吸系统的最前沿，我们再接着往下看。人体的咽部像一个拱形门，这是由两个拱形结构组成的，一个叫舌腭弓，另一个叫咽腭弓，分别跨在两侧，形成两个窝，叫扁桃体窝，扁桃体就分别长在两个窝里。它们是一对扁平的椭圆形腺体，表面有许多凹陷进去的小窝，称为扁桃体陷窝。正常时分泌少量黏液，里面含有白血球及吞噬细胞，一旦有细菌、病毒从这里经过，就被吸附在上面，然后被吞噬消化掉。随着免疫学的发展，人们越来越重视扁桃体的作用，它是免疫器官，从摘除的扁桃体中可以提炼出转移因子，能制成增强免疫功能的良药。

当孩子的抵抗力下降时，细菌病毒大量繁殖，扁桃体就会发炎，导致扁桃体充血、肿胀、化脓。扁桃体的陷窝会出现许多小脓栓，严重的还会布满一层脓苔。扁桃体发炎在多数情况下会伴有全身症状，比如发高烧、寒战、全身乏力、食欲不振、呕吐等。

扁桃体经常反复发炎，就会变成慢性病灶，两侧扁桃体几乎碰到一起，像两扇大门堵住了咽部，造成呼吸困难。特别是晚上睡着以后，因为舌头也松弛后倒，致使鼾声如雷，天长日久孩子会因慢性缺氧而影响生长发育，特别是影响智力发育。

还有一种情况，扁桃体经常发炎，组织增生肥厚，时常伴有腺体的增大。腺样体是生长在鼻咽部的一组淋巴组织，所以又称鼻咽扁桃体。因为生长在鼻腔后部、咽顶部，一般从外面是看不到的。

腺样体只在生长旺盛时随年龄增长，10岁以后便逐渐萎缩，至成年就消失了。

如果孩子的腺样体增生肥大，甚至堵塞后鼻孔，就会影响呼吸，有时还会阻塞耳咽管，影响咽部与中耳的通气，使听力受影响。

典型腺样体增生的宝宝主要表现是呼吸障碍。孩子平时会张口呼吸，睡觉时打鼾，白天活动量大时感到呼吸急促。容易感冒，经常流黏性或脓性鼻涕。大一点的孩子还会表现为语言不清，鼻音很重。因为鼻塞而食欲不振，吃饭时囫囵吞枣或每顿饭吃饭时间很长，造成消化不良。肥大的腺样体有时还会阻塞耳咽管，影响咽部与中耳的通气，一旦患上中耳炎，严重的会影响听力，造成听力下降。由于经常鼻塞被迫用口呼吸，严重的宝宝会出现"腺样体增殖面容"，表现为张口呼吸，鼻根下陷，鼻翼萎缩，嘴唇增厚，鼻唇沟变浅，上唇短而外翻，上门齿暴露突出，面容呆笨，无表情，呼吸困难，还可导致漏斗胸或鸡胸。

扁桃体演变成慢性病灶、腺样体肥大增生的根治方法都是手术切除。因为它们已经丧失了原有的防御功能，"国防军"的这两个部队丧失了战斗力，不仅不能起到保障孩子健康的作用，反而经常和"敌人"一起捣乱，使孩子频繁生病。

但是，手术切除与否以及时机应该由医生根据孩子的身体条件决定。病情较轻的宝宝争取积极治疗，大部分炎症消散后随着年龄的增长，扁桃体、腺样体可以逐渐萎缩，就不需做手术治疗了，宝宝也可以免受这一刀之痛。所以，在疾病的初期我们要先想办法挽救它，毕竟它们是重要的免疫器官的重要组成部分。一般在宝宝3~10岁时扁桃体最大，腺样体生长旺盛，如果可以控制住反复发炎，10岁以后都会逐渐萎缩。

另外，手术切除以后也不是万事大吉、高枕无忧了。由于失去了一对免疫器官，细菌病毒可进一步侵犯鼻咽部，一些切除了扁桃腺、腺样体的小朋友还会经常患咽炎、鼻炎。所以，最理想的还是保留。要想做到这一点，我的经验是，配合中药消炎、消肿，防止炎症复发，通常情况下效果还是很明显的，很多小朋友都因此免了这一刀。另外，要加强锻炼，特别是冬季，天气晴好时多参加户外活动，使身体对寒冷的适应能力增强，抵抗力增加，可以减少炎症的发生。

　　如果在初期未能及时接受治疗，或治疗效果不理想，不能控制反复感染、发炎，导致孩子呼吸困难，长时间睡眠时打鼾，影响听力，这时就要考虑是否接受手术切除治疗了。

每次提到扁桃腺、腺样体，我都会想起豆豆，一个7岁的小男孩儿，双眼皮儿大眼睛，白白的皮肤。第一次见到他时是在冬天，孩子脸色有些发黄，身高合格但偏瘦。他妈妈一脸焦虑，进了诊室就说，"大夫，您好好给我们看看吧，这孩子总爱上火，一上火就走嗓子，老是反复，现在什么都不敢给他吃了，您看孩子都瘦了，怎么还是上火呢？"

我仔细地检查了一下孩子的扁桃体，虽然没有化脓，但还是呈现出二度肥大的状态，就是两边的扁桃体肿了，快碰到一起了，如果碰到一起就是三度肿大。鼻腔里也是干干净净的，没有一点儿分泌物。孩子的妈妈告诉我，孩子睡觉时总是张着嘴，爱打呼噜，医院诊断腺样体肥大，扁桃腺炎，还有鼻炎，建议适当的时候手术摘除扁桃体和腺样体。妈妈担心孩子做手术受罪，关键是听做过手术的小朋友妈妈说，手术后孩子打呼噜的症状是缓解了，但鼻炎和咽炎还是会时常发生。所以，妈妈很纠结到底该怎么办。经朋友介绍找到了我，说朋友家的孩子就是我给治好的，也想试一试。

我详细地询问了豆豆的情况，孩子出生时顺产7斤9两，是个大胖小子。妈妈的母乳非常充足，一直哺乳到一岁多，添加辅食过程也算顺利。小朋友从小就属于吃嘛嘛香的，加上活动量大，身高、体重一直都非常符合标准。

别人家的孩子都是发愁不爱吃饭，豆豆的妈妈却总是担心孩子吃多了上火。原来，一年前豆豆第一次得化脓性扁桃腺炎，妈妈回忆说，那一段时间孩子食欲很好，经常要吃肉，结果没过几天就发烧了，去医院一看是扁桃腺发炎了。这下妈妈可记住了"肉肉"这个罪魁祸首，病好后一直限制孩子吃肉。

对于习惯了吃肉的孩子来说一下子不让吃了，那孩子哪儿愿意呀。那就改吃鸭肉吧，据说鸭肉不上火，还有鸡肉和鱼肉，偶尔吃点儿应该没问题。可谁曾想，没过几个月孩子又发烧了，还是扁桃腺的问题，还加上了鼻炎，打喷嚏、流鼻涕、鼻塞。这下可好，鸡鸭鱼肉都不能吃了，眼看着平日的美食一样一样地从豆豆的食谱中删除，孩子和大人都很苦恼。

当时医院开了生理盐水让清理鼻腔，帮助缓解鼻炎的症状。为了预防鼻炎再犯，一有鼻涕妈妈就会给豆豆清洗鼻腔。一来二去，豆豆也觉得鼻子里有一点儿鼻涕就会不舒服，要么自己把它们弄出来，要么主动要求妈妈给清洗鼻子。但是，越是清洗鼻子越是容易痒痒，越是容易干燥。更加遗憾的是，一年多来好吃的肉肉不让吃了，也没能阻挡住豆豆生病。孩子体重没怎么增加，反而轻了几斤，面色也不像以前那么红润了。这下妈妈可真是发愁啊，不吃肉了怎么还上火呢，问我到底是为什么？

我对豆豆妈讲，其实道理很简单，实践证明不吃肉一样会发烧，会生病。孩子正处在生长发育阶段，免疫系统功能还不够强大。绝大多数鼻炎、咽炎等上呼吸道感染是由病毒引起的，扁桃腺化脓是有合并细菌感染。前面提过，扁桃腺是人体主要的免疫器官，正常时分泌少量黏液，里面含有白血球及吞噬细胞，一旦有细菌、病毒从这里经过，就被吸附在上面，然后被吞噬消化掉。扁桃体是人体"国防军"的一道重要防线，细菌、病毒过于强大时，正常守护的部队不能将它们消灭掉，就需要投入更多的兵力，这时候发烧就是免疫系统大战病菌的过程。

明白了这个道理，就不难理解生病、发烧并不是吃肉造成的。相反，孩子生长发育时，蛋白质是人体所需要的，特别是发挥免疫功能的免疫球蛋白，更是必须由蛋白质丰富的肉类来补充。缺乏反而会造成营养不均衡，严重的会影响免疫功能的完善。

听完了这番解释，豆豆妈似乎明白了一些，但还是有点儿将信将疑，还是觉得都是肉肉惹的祸，为什么一吃肉就发烧上火呢？但是想想这一年多了都没怎么吃肉，也照病不误呀，好像也有道理。听说跟吃肉没关系，豆豆第一个乐了，开心地冲着妈妈说："爷爷说了，跟吃肉没关系"。"那也不能只吃肉，不吃别的哦"，我赶忙补充道，喜欢吃肉可以，但吃肉时一定要配合吃蔬菜、水果。吃一份肉的量就要吃两份青菜、水果，还要吃主食。小朋友什么都要吃，不能挑食也不能偏食，吃什么都要有个度，这样营养才均衡。

另外，我对豆豆妈说，家里可以准备一些山楂糕或果丹皮，吃完了肉给孩子吃一点儿，帮助消化。我们都知道炖肉时放几颗红果，肉会熟得快，也会比较软烂，就是因为山楂有消肉食的功效。

"那从今天起就可以开戒啦？"豆豆妈问。

"对，可以开戒了！"我说。

"哦，太好了！"豆豆在一旁欢呼。

"现在最想吃什么呀？"我问豆豆。

"我想吃肉包子！"

多可爱的孩子呀！

关于是否做手术摘除扁桃体和腺样体，我给出的建议是：可以先观察一段时间，配合服用中药，缓解打呼噜、鼻塞、流涕等症状，帮助扁桃体、腺样体消炎、消肿，争取不再反复感染。腺样体过几年就会萎缩，而扁桃体这个把门的免疫器官，能保留还是暂时保留吧。开完药，母子俩高高兴兴地走了，还一边商量着去哪里吃肉包子。

第二周来复诊时，豆豆妈向我汇报了豆豆这一周的情况。睡觉打呼噜有所减轻，鼻塞的症状没有了，偶尔还会有鼻涕。饮食慢慢开始恢复正常，基本上什么都吃了。最有趣的就是上次看完诊真的去吃了肉包子。

这样治疗了一段时间，在这期间扁桃腺再没有化脓，并且有所缩小，睡觉打呼噜也是偶尔累了才会有。只是鼻子干痒的症状还是没有彻底解决，这需要一个过程，频繁地清洗鼻腔使得鼻黏膜变得敏感和脆弱，修复起来需要时间，不好的习惯需要慢慢来纠正。

转眼从冬季到了夏季，再见到豆豆时他已经变得白白胖胖的了，个子也长高了一些。妈妈笑着说孩子本来皮肤就白，再穿个红色的跨栏背心，走在小区里邻居都夸他长胖了、长高了，脸色也变得红润起来。

豆豆肿大的扁桃体已经接近正常，切除扁桃体和腺样体的手术看来是不用做了，豆豆妈很欣慰，很感谢我帮孩子免受了这一刀之苦。

其实，豆豆和妈妈也做出了很大的努力。妈妈带豆豆看病、抓药、煮药，豆豆一直坚持按时吃药，要知道这可相当不容易。

豆豆和妈妈用实践证明了疾病是我们共同的敌人，患者和医生共同配合，才能够一起战胜它。

刘爷爷小叮咛

从豆豆的故事中不难看出，靠限制饮食是不能预防孩子发烧生病的。这好比当年抗结核药物未发明以前，结核病就像现在的病毒病一样，因为没有杀灭结核杆菌的特效药，人们对结核病束手无策，而且结核病是一种慢性感染，使病人极度消耗，死亡率十分高，即使暂时恢复也遗留很多后遗症。当时只有一种疗法——卫生营养疗法，就是靠增加营养、通过日光浴、空气浴，适当锻炼身体，以增强免疫力，来战胜结核病菌。人类与疾病斗争的历史有时就是这样惊人的相似，同这种情况一样，目前还未发明能杀死病毒的药物，就像没有发明抗结核药一样，还是要靠均衡的饮食、增加营养、锻炼身体、增强抵抗力来战胜病毒引起的疾病。这样看来不但不能限制饮食，而更要加强营养，才能使孩子的病好得快。

容易生病到底是不是吃多了

很多妈妈像豆豆妈一样，孩子生病了首先会从饮食上找原因，她们担心孩子吃多了会积食、会上火，引起一些疾病。

"孩子容易生病，到底是不是因为吃多了？"这个问题可以从西医、中医两个角度来分析。

在西医看来，孩子容易生病是免疫系统功能还不够完善，跟正常的饮食没有直接的关系。但西医同样主张孩子的饮食结构要丰富多样、营养均衡。西医更侧重于诊断引起疾病的病理因素，认为大多数的感冒、发烧是病毒感染引起的。我们接触的环境中存在着大量的、各种各样的病毒，即使限制饮食、少吃少喝，减少外出，减少与外人接触，一样不能阻止生病。相反，如果缺乏营养、水分，还会造成抵抗力下降，更容易增加感染的机会。小朋友生病期间，如果有食欲想吃东西，还是要尽量给孩子提供一些有营养易消化的食物。这样才能够增强抵抗力，有利于疾病的痊愈和恢复。

中医理论认为，脾和胃是一对相表里的脏腑，中医讲的脾、胃指的是脏腑的功能，它与西医解剖学中的脾和胃的器官是不同的。脾的主要功能是主管运化，运化胃接受的水谷和水液。胃的主要功能是主管受纳，所以胃也称为"太仓、水谷之仓"。我们平时吃进的食物，喝的水，都要先经过胃的初步加工腐熟，然后通过脾的运化，转化成水谷精微物质、转化成气血输送至全身。

"脾为后天之本，气血生化之源"，脾工作的好坏直接影响到孩子的生长发育。只有脾胃强健，才有充足的气血抗病，正如《黄帝内经》所言："邪之所凑，其气必虚"，就是说病邪之所以能够侵入是由于人体正气虚弱造成的，没有强健的脾胃做后盾，孩子就会容易生病。

孩子总爱生病是不是吃多了？要一分为二地看待这个问题。关键要看吃的是什么、吃了多少。合理的饮食结构，营养均衡，鸡、鸭、鱼、肉、蛋、菜、水果、五谷杂粮等都要吃，都要适度地吃，不能偏食也不能挑食。再加上充足的水分，充足的睡眠休息时间，适时地添加衣物，适当的户外运动，孩子就不容易生病。从中医的角度讲，孩子身体里的正气充足，"正气存内，邪不可干"。从西医的角度讲，可以保障免疫系统功能的正常发育。

NO.1：免疫力从哪儿来？

　　免疫力就是免疫系统的功能，那么免疫力是从哪儿来的呢？当宝宝还在妈妈肚子里的时候，3个月开始，胎儿会从母体输入少量免疫球蛋白也就是抗体，4个月时大量输入，5个月时宝宝体内的免疫球蛋白甚至超过了妈妈，7个月以后与母体达到平衡，这是母亲给孩子的极其宝贵的"武器"。孩子就是依靠这些武器在出生后一段时间内和各种病毒、细菌作斗争的。宝宝出生后离开妈妈，立刻进入了细菌、病毒所组成的"汪洋大海"之中，没有这样的武器和防御工具，就可能会遭到"敌人"的伤害。

　　不过，妈妈馈赠的宝贵武器是不能受用一辈子的。母体的免疫球蛋白，出生后以不断的半衰速度被消耗掉，到孩子6个月时，它就消耗殆尽。但是，出生后还有一条接受妈妈援助的途径，那就是母乳。母乳中含有免疫球蛋白及有细胞免疫活性的各种细胞，可帮助宝宝提高免疫能力，消灭肠道里的敌人，预防腹泻及呼吸道感染，所以我们提倡母乳喂养。这也就是为什么6个月以内的小宝宝不容易生病，特别是母乳喂养的小宝宝。可是，靠妈妈的援助终归是权宜之计。出生后的一段时间里，在妈妈援助的同时，宝宝已经开始自己同"敌人"作战了。在对付"敌人"的过程中，产生了自身的免疫球蛋白，形成了自己的抵抗力。

NO.2：什么是免疫缺陷病？

真正的免疫力差，医学上称为先天或后天免疫缺陷病。免疫缺陷是一种由于人体的免疫系统发育缺陷或免疫反应障碍致使人体抗感染能力低下，临床表现为反复感染或严重感染性疾病。免疫缺陷分为原发性和继发性两类，原发性免疫缺陷病又称先天性免疫缺陷病，主要见于婴儿和儿童，与遗传有关。继发性免疫缺陷病，又称获得性免疫缺陷病，可发生在任何年龄，大多因严重感染，尤其是直接侵犯免疫系统的感染、恶性肿瘤、应用免疫抑制剂、放射治疗和化疗等原因引起。

先天性免疫缺陷病，因缺陷发生部位不同导致免疫功能低下程度各有所异。根据所累及的免疫细胞和组成的不同，可分为特异性免疫缺陷和非特异性免疫缺陷。特异性免疫缺陷包括：B 细胞缺陷性疾病、T 细胞缺陷性疾病、T 和 B 细胞联合缺陷性疾病。非特异性免疫缺陷包括：吞噬细胞缺陷病、补体系统缺陷病。

后天继发性免疫缺陷病是指发生在其他疾病基础上，如慢性感染、放射线照射、免疫抑制剂长期使用及营养障碍所引起的免疫系统暂时或持久的损害，所导致的免疫功能低下。继发性免疫缺陷病可以是细胞免疫缺陷，也可以是体液免疫缺陷，或两者同时发生。根据发病的原因不同，可将继发性免疫缺陷分为两大类：继发于某些疾病的免疫缺陷，如感染、恶性肿瘤、蛋白质消耗过量或合成不足；以及医源性的免疫缺陷，如长期使用免疫抑制剂、细胞毒药物和某些抗生素、放射线损伤。

患有先天免疫缺陷的小宝宝，出生后就会反复发生感染，抵抗力极差，随时都有生命危险。后天获得性免疫缺陷，比如艾滋病，就是由于感染 HIV，病毒会侵犯人体的免疫系统，导致免疫系统丧失防御功能，反复发生感染，最终也会威胁生命。

我们平时所说的免疫力差，指的是孩子的免疫系统功能还不够完善，而不是真正意义上的免疫系统缺陷。

人体免疫系统的功能，也就是这个"国防军"的战斗能力是天生就很强大吗？当然不是的，它是要经过后天的训练，在不断和"入侵的敌人"的战斗中逐渐发展壮大的。

NO.3：孩子的免疫力会一直这样低吗？

免疫系统是逐渐发育完善的。宝宝在妈妈肚子里的时候，所处的环境是无菌的。出生时，宝宝的免疫器官与免疫细胞已相当成熟，但是由于未接触过病毒、细菌等抗原，免疫系统还不能准确识别这些"入侵者"，免疫系统的"记忆"还未建立，因此免疫功能还不完善。免疫力是在人体与各种外界致病因子的斗争过程中不断成熟和加强的，所以婴幼儿容易生病是一个正常的现象。

为什么大孩子也经常生病呢？简单来说有两个原因，一是免疫系统还不够强大，无法及时清除病原体；二是病原体不断变异和进化，比如病毒的变异，学会了许多逃避和生存的办法。另外，由于不同孩子的遗传背景不同，免疫系统的能力也有差异，这也是为什么不同的孩子得了同一种病，有的孩子会出现症状，而有的孩子症状不明显。

免疫系统功能是一个逐渐成熟的、看似漫长的过程。宝宝在 3~4 个月时，体内的免疫球蛋白 G 只有成年人的 35%，1~3 岁时达到 60%，4~6 岁时达到 62%，7~9 岁时为成人的 78%，10~12 岁时 86%，13 岁时才能达到成人的水平。我们可以明显地看出，4 岁以前，宝宝体内的免疫球蛋白只有成年人的 1/3。因此，这个年龄段的小朋友更容易生病，就是这个道理。

孩子在家很少生病，一去幼儿园或学校就小病不断，这是因为幼儿园或学校里小朋友多，孩子接触的环境变得复杂了，在一起活动时难免引发了交叉感染。

免疫系统对所遇到的每种病原体（抗原）均有记忆，无论是通过肺（呼吸）、肠（食物），还是皮肤而来的病原体，都被免疫系统（主要是淋巴细胞）所认识并记住。当再次遇到病原体时，它们就会对这种抗原产生快速、充分的特异性反应。到了青少年阶段，经历了接种疫苗，以及与病毒、细菌、霉菌、寄生虫等各种致病因子的接触和识别，自身的免疫力才会基本建成完善。

NO.4：免疫力越高越好吗？

由于我们的身体随时处在各种病原体的包围和侵袭之中，免疫力一旦低下，就会得病，主要是各种感染性疾病。正常情况下，当病原体来袭时，自身免疫力也就是我们的"国防军"，会及时发现敌人，大量整合自己的装备制造一堆武器——这样那样的细胞因子，投入战斗。

通常我们听到最多的是如何增强免疫力，却不了解免疫力过高也是不正常的，甚至误认为免疫力越高越好，这就大错特错了。医学上这被称为免疫系统功能亢进。

免疫系统的功能只有保持平衡才是健康的状态。一旦免疫力过高，也会出现异常情况。一类表现是过敏，是对身体外部的物质反应过度。几乎所有物质都可成为过敏原，如尘埃、花粉、药物或食物都可能作为抗原，刺激机体产生不正常的免疫反应，导致过敏性鼻炎、过敏性哮喘、食物过敏等，最常见的就是湿疹。

另一类表现，是对身体内部自己的组织细胞产生反应，也就是自身免疫病。比如常见的过敏性紫癜、血小板减少性紫癜等血液系统疾病，类风湿关节炎、系统性红斑狼疮等结缔组织疾病，慢性非特异性溃疡性结肠炎等消化系统疾病，自身免疫性肾小球肾炎等泌尿系统疾病。所以，免疫力并不是越高越好，免疫力保持平衡才健康。

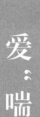

"刘叔叔，您还认识我吗？"诊室走进一位帅气的小伙子，高高大大，个子得有一米八几，戴着黑色边框眼镜，镜框后面的眼睛炯炯有神。小平头，头发乌黑乌黑的，但两鬓似乎已经隐约可见几丝白发。

他是小滔滔，我怎么会不认识呢，他爸爸是我的中学同学。这孩子小的时候可没少生病，三天两头来找我，十有八九是因为咳嗽，有时候还会喘。当时通讯和交通都不像现在这么方便，没有电话没有私家车，经常是他爸爸用自行车驮着他就来了，病房、门诊、宿舍总有一个地方能找到我，看完病取了药再驮着他回家。

有一次半夜，滔滔在家喘了起来，把他爸爸妈妈吓得够呛。那天我下"小夜班"，回到家刚睡下，就听到一阵急促的敲门声，打开门一看是滔滔爸爸。滔滔已经送到急诊了，他叫我再去看看。原来是喘息性气管炎，就是在气管的末端，支气管的位置，最小的小气道痉挛了，呼气时气流通过发生困难。孩子因此会喘不过气来、发憋，小一点儿的孩子还会烦躁、哭闹不安，这时的哭声跟平时是不一样的，医生可以借助听诊器听到喘鸣音。

滔滔的情况就是这样，还好及时赶到医院，我去时已经开始接受治疗了，激素类药物会使痉挛的小气管解痉，通常治疗几天就会缓解了。以后我又用中药给他治疗了一段时间，他就痊愈了。

患过喘息性气管炎的小朋友，在以后的呼吸道感染时难免会再发生。当时他妈妈也很着急，担心会演变成哮喘，总是问我能不能好，会不会落下病根儿。其实，儿童时期的喘息性气管炎，严格意义上讲不能称之为哮喘，随着年龄的增长，特别是经过青春发育期后，由于体内激素水平的调整，绝大多数小患者是可以痊愈的。

时间过得真快呀！小滔滔已过了而立之年，身体非常健康，上小学之后再没有喘过。现在他也当了爸爸，开始发愁自己的孩子了。

第三章

孩子发烧烧身，
家长跟着烧心，
如何
一块"冰"
降两头热

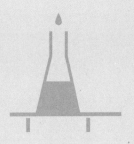

　　孩子发烧是妈妈们最着急的事儿，如果你问十个妈妈，有八九个会认为宝宝发烧让她们最头疼。许多妈妈跟我诉说，孩子流鼻涕、咳嗽什么的她们都可以忍受，就是这个发烧，实在是着急，总担心孩子会烧坏了。到底孩子为什么会发烧，发烧不退会不会烧坏了，让我们来看看发烧那些事儿。

其实，发烧是一个最常见的症状

孩子六个月以后从妈妈身体里带来的抗体渐渐消失，第一次发烧是全家人最揪心的经历，用不知所措来形容一点儿不为过。多数家长会直接奔向医院，在医院挂号排队、验血排队、取药排队，看病就几分钟，得知孩子患的是病毒性感冒或上呼吸道感染，回家吧，可到了家还是不退烧呀！

而且，孩子每次发烧似乎都不太一样，有时候烧一天体温就降下来了，最高时也没超过39℃；有时候一下子就烧到了39℃以上，吃了退烧药也不见体温下降；还有的时候烧了两天体温正常了，过了两天又烧起来了。各种各样的发烧令妈妈们心急如焚、寝食难安。

严格意义上讲发烧不是一种病，而是一个症状，很多疾病开始的症状都是发热。引起发热的原因有很多，最常见的就是感染，包括各种细菌感染，病毒感染，支原体感染等，比如：鼻炎、咽炎、疱疹性咽峡炎、喉炎、气管炎、支气管炎、肺炎，还有手足口、中耳炎、胃炎、肠炎。其次，少部分是结缔组织病等。

发烧到底是如何引起的呢？

发烧是人体下丘脑的体温调节中枢上调体温所致。虽然一天当中人体的温度会有少许波动，但下丘脑的体温调节中枢会试图将正常人体温度调控在37℃左右。正常时，人的体温是靠产热散热的对立统一来维持的。人体在新陈代谢中产生大量的热，而又通过出汗、呼吸及排泄把热量散发出去。

发烧是人体抗御疾病的反应，由于体温升高，我们的免疫系统"国防军"就会活跃起来，动用一些防御武器，比如具有杀菌作用的白细胞、淋巴细胞等。人体"国防军"启动的信号中，发烧就是最主要的一项。发烧使宝宝的防御机能大大加强，这就为消灭病毒，并使炎症痊愈创造了有利条件。

病毒一旦侵入身体，人体中枢神经系统马上接到这一刺激的信号，于是作为体温调节的指挥部——体温调节中枢开始活跃起来。通过上调体温控制的水平，导致发烧。这时，体温调节中枢使产热的工作大大加强，除了加快新陈代谢，有时还会使肌肉发生颤动来产热，这就是我们常常在发烧时看到的寒战（打哆嗦）。另一方面则使散热大大减少，比如使皮肤血管收缩，汗腺分泌减少，发烧前，宝宝有时不出汗还会发冷就是这个道理。这样，热量在体内不断蓄积，体温就逐渐上升了。

烧得高就一定是病得重吗

发烧是人体遇到病毒侵袭后，对抗病毒的一种保护机制，对人体是有利的。

发烧的轻重不代表疾病轻重，不可以把体温作为衡量疾病轻重的指标，烧得高并不一定是病重。与此相反，在出生至 1 个月以内的新生儿及重度营养不良的孩子，如果得了较严重的感染，体温不但不升高，反而表现为体温不升，即体温在 35℃ 以下，这表示完全丧失了抵抗力。这种情况说明孩子的病情已经十分严重了，如果不及时抢救就会发生危险。

如果孩子发烧时精神很好，还能和平时一样玩耍，说明孩子的病不严重。家长可以在家观察，给孩子多喝水，增加排尿和皮肤蒸发水分的机会，这样可以通过增加散热降低孩子的体温。

如果体温高于 38.5℃，可以给孩子服用退烧药。像目前比较安全的，推荐使用对乙酰氨基酚或布洛芬。退烧药物可以下调体温，达到退热的效果。下调体温是通过增加人体散热来完成的。人体散热主要通过皮肤发汗、增加尿液排出、增快呼吸等完成，因此，要保证孩子有足够的水分摄入，否则退烧药也就不能发挥退热的作用了。

对待发烧也要一分为二。退烧治疗不能过于着急，为了让体温快速降至正常而频繁大量使用退烧药是错误的，退热需要缓慢进行，只要控制在 38℃ 左右即可，适时地配合物理降温。

发烧引起的抽风叫热性惊厥，也叫高热惊厥，有过热性惊厥史的妈妈会知道，有时候体温还没升得很高时，孩子就抽风了。小儿的神经系统不成熟，很容易因发烧刺激而过度兴奋导致惊厥，多见于婴幼儿，大孩子很少见。虽然发作时很可怕，但预后良好，并无大碍也不会留有后遗症。

抽风时，孩子的全身肌肉强直、痉挛。强直就是肌肉发硬，全身挺直，有时头向后仰，身向后弯成一条弓一样，医学上称为角弓反张。肌肉阵挛就是肌肉一下一下抽动，可表现为手脚的抽动，也可是面部肌肉的抽动。抽风时一般意识都丧失，所以眼向上翻，口吐白沫，有时可将舌咬伤，并出现大小便失禁。一般持续时间不长，少则几秒钟，多则几分钟。

对于发生过热性惊厥的孩子来说，再发烧时，可以适当提早服用退烧药，不一定等到38.5℃。惊厥多数都会发生在体温上升的早期，一般已经发烧两三天的孩子多半就不会再发生。

孩子发生惊厥时，家长要沉着冷静，抓紧时间采取措施。首先要让孩子侧卧在床上，防止摔伤，应向一侧歪，防止呼吸道分泌物堵塞呼吸道发生窒息，头略向后仰，颈部略垫高，这样可以防止舌根后倒，保持呼吸道通畅。同时测量体温，采取降温措施。可以采用温水擦浴，这样降温作用强，而且快，因为迅速降温有助于止抽。

不管采取什么措施都是权宜之计，最终还是要急送

孩子“抽疯”，妈妈如何能快速的不再胆战心惊

医院。在医院可以做检查确定抽风的根本原因，针对病因治疗才是根治办法。

刘爷爷小叮咛

经历过热性惊厥的宝妈们，每当孩子再次发烧时都会如临大敌。惊厥来势汹汹，妈妈胆战心惊，但请记住：

1. 热性惊厥一般发生在开始的 1~2 天，如果已经发烧两三天了，多数情况下就不会"抽"了。

2. 尽量保持镇静，关键要做好护理工作。

3. 绝大多数的热性惊厥预后良好，不会留下后遗症。

第一次发烧的小姑娘

关于孩子的发烧，我脑海里有一个小女孩的印象比较深刻。这个小姑娘现在快 5 岁了，应该算是喂养得当的典范，属于不怎么爱生病的孩子。

1 岁多时小宝宝迎来了人生第一次发烧，爸爸妈妈虽早有心理准备，但当孩子真的发烧时全家人还是很着急。妈妈第一时间给我打电话，在了解了孩子的情况后，我给了一些建议，内容总结如下。

问题一 **要不要去医院？**

刚刚开始发热，没有其他伴随症状，孩子的精神状况不错，体温在 38℃左右，可以不用去医院，先在家观察。

问题二 **要不要吃退烧药，什么时候吃？**

暂时不吃，让孩子多喝水，多排尿，用温水擦擦脖子、腋下、大腿根部，帮助散热。如果手脚冰凉，说明等一会儿体温还会升高，这时候就不要做物理降温了，可以搓搓手脚。体温升到 38.5℃左右可以吃一次退烧药，但也要注意多喝水，退烧药的原理是靠发汗带走体内的热量，体内水分不足也起不到退热的作用。一般服药后半小时到一小时，体温会慢慢降下来，但也可能就管用 4~6 个小时，因为体内的病毒并没有被清除掉，退烧只是暂时的。

问题三　　**为什么会发烧？是我们照顾得不好吗？**

　　孩子发烧家长不要自责，更不要当着孩子的面互相埋怨。生病不是谁的过错造成的，是孩子成长过程中必然要经历的。绝大多数的感冒发烧是由病毒感染引起的，我们生存的环境中病毒无处不在，孩子的免疫系统还不够强大，发烧是孩子的免疫系统大战病毒，战而胜之的过程。懂得了这个道理，就需要全家人齐心协力、共同努力陪伴孩子战胜疾病。孩子生病时更需要家人的关心、爱护。

问题四　　**可不可以开空调（当时是八月）？**

　　可以。不发烧时我们大人都会觉得天气闷热不舒服，何况发烧的小朋友。空调不要直吹，比如睡觉时可以打开卧室的门，开着客厅的空调，让室温保持在 28℃ 上下。总之，怎么舒服怎么来！给孩子洗个温水澡，洗澡时注意不要受凉，洗完澡赶紧擦干身体，特别是头发，换上干净宽松的衣服，创造一个安静、舒适的环境，有利于疾病的康复。

问题五　　**孩子没食欲，不想吃饭怎么办？**

　　发烧时没胃口不想吃饭是正常现象，可以熬白米粥，做些好消化的面条汤等，想吃的时候吃一点儿，不想吃也不要勉强，吃了也不舒服，只要多喝水就行了。病好了食欲自然会恢复的。

经过我的一番解释，小姑娘的妈妈似乎是放心了一些。但毕竟是宝宝第一次发烧，爸爸妈妈还是一夜未眠，密切地观察着孩子的情况。

第二天上午我就收到了他们的短信，孩子的体温降到了37.5℃左右。我又嘱咐她要继续观察下午、晚上的情况，一般发热的高峰是在下午到晚上。果然晚上体温又升到了38℃上下，但没有达到前一天的最高温度。直到第四天的晚上，体温再没超过37℃，全家人悬着的心总算放了下来。

孩子发烧第五天，妈妈如何度过心理极限

孩子发烧，对于父母来说，最最难熬的是持续发热四到五天的时候，这是大部分家长可以忍耐的极限。

还是前面讲的那个小姑娘，自从那次发烧后，好长一段时间没有接到她妈妈的电话。对于医生来讲，没有消息就是好消息，说明孩子很健康。

半年后的一天，快到春节了，我正在去商场置办年货的路上，接到了孩子妈妈打来的电话。有了上次发烧的经验，这次开始发烧时家里人还是比较淡定的。烧了三天了，症状基本跟上次差不多，小姑娘的精神状况一直不错，偶尔会咳嗽几声，食欲还可以，水也没少喝。吃了退烧药体温会降下来，一般高温会出现在午后到夜间，头两天都超过了 39℃，第三天时最高 38.8℃。今天已经第四天，早晨的体温 37.5℃，还以为就快好了，没想到现在是傍晚了，又烧到了 38.5℃。这下妈妈可坐不住了，万一夜里再烧得很高了怎么办呢，要不要去医院？孩子长这么大还没去过医院呢！因为有时咳嗽，妈妈担心会是肺炎。

我听了她的描述，感觉虽然一直在烧，但每天体温的最高峰值还是在缓慢下移，其他症状良好，即使是肺炎，现在照 X 光片也不一定能确诊。于是给孩子的妈妈分析了目前的情况，建议她继续观察，继续做好护理工作。如果夜间体温过高，孩子出现喘憋、哭闹不停的症状就要去医院了。好在第四天就这样熬过去了，睡觉前给孩子洗了温水澡，体温降到了 38℃左右，一夜再没吃退烧药。第五天的情况跟第四天差不多，傍晚时又接到宝妈电话，

还是 38℃。

她在电话中非常焦急地问我："叔叔，孩子怎么还烧呀，我真是快崩溃了！"我知道她的忍耐已经到了极限，恐怕解释也已经很难平复她那颗焦虑的心了。于是我对她讲，实在不放心就去医院看看吧，但也有可能马上就快好了，去医院看了你可能就放心了。去的时候记得给孩子戴上口罩，预防交叉感染。既然去了，就拍个胸片，如果医生开了输液，告诉我我来帮你判断是否需要。

最后，一家人还是抱着孩子去了儿童医院。挂号、看诊、验血、拍片，一通折腾下来，孩子已经退烧了。胸片提示：肺纹理增粗。诊断：气管炎。处理：开了一些口服药。

回到家以后小姑娘就再没有发烧。第二天孩子妈妈向我讲述了经过，"刘叔叔，您说得太对了，可能昨天晚上我们要是不去医院，今天也会好的，但真的扛不住呀！要是碰上给输液的医生，还以为是输液的功劳呢。"你看，家长用自己的亲身经历明白了这个道理，也算这次没白跑医院。

发烧时，体温并不总停留在一个高度，而是时高时低，形成一个波浪式的曲线。通常是午后及夜晚高，早晨及白天低。特别是病毒感染的初期，体温总保持在较高的水平38~40℃，波动很小，不超过1℃，很难退，叫稽留热，也是家长最着急的时候，好在这个时间较短。还有一种更令人头疼的双峰热，烧了三天，好不容易不烧了，两天后又重新烧起来。病毒感染有时就是这样捉弄人。别看这短短的几天，却是挑战家长心理极限的一段最难熬的时期。对于病毒感染引起的发烧，其实退烧的来临往往就在你再坚持一下当中。

爸爸妈妈们一定要注意了，我在这里讲这个故事，并不是鼓励大家不要去医院！孩子生病时，在任何你自己无法判断病情的时候，都要去寻求医生的帮助！

发烧是人体防御疾病的一种代偿性反应，最常见的是病毒感染，另外各种急慢性传染病，全身及局部炎症，还有一些其他的疾病都可以引起发烧。治疗发烧性疾病时应针对病因进行治疗。病治好了，烧自然就退了。同时还要采取退热对症治疗，因为长时间高烧，会使身体失去正常调节功能，高烧还可导致抽风。

如何才能够退烧呢？懂得了发烧的道理就会知道，频繁、大量地使用退烧药使体温快速降低是不正确的。特别是最常见的病毒感染引起的发烧，只要把体温控制在 38℃ 上下，使宝宝缓解发烧带来的不适感尤为重要。

孩子高烧时，首选口服退烧药。退烧药可以作用于体温调节中枢，使皮肤汗腺大量分泌汗液，通过汗液蒸发而起到体温的降低作用。人体产生汗液是需要水分的，比如腹泻宝宝如果发生脱水，服用退烧药就会因体内缺乏水分，不能产生汗液从而没有效果。在服用退烧药的同时必须饮用足够的水分。另外，热可以增进皮肤血液循环，使汗液分泌增多，所以饮用温热的白开水要比饮用凉白开效果更好。喝一些含糖分的水，可以促进排尿。

时常听到有的妈妈抱怨说，怎么吃了退烧药也不见体温下降呀。一问才知，吃了还没十分钟呢！妈妈们不要心急，一般情况下，服用退烧药后 30 分钟左右宝宝会先开始出汗，汗出来了体温才会慢慢降低，退烧药才会慢慢出现退烧的效果。发烧的宝宝，尤其是已服用过退烧药的孩子，体内的热量需要发散出来，汗液需要蒸发，家长们千万不能帮倒忙，不能用多盖几条棉被的方法去捂汗。捂汗会妨碍体温散失，发烧会加重，有时还会诱

有效降温其实就这么简单

发抽风。这时候，反倒需要脱去宝宝厚重的衣物，帮助散热。夏季可以适时打开空调，让室温保持舒适、凉爽，有助于体内热量的散发。

在服用退烧药的同时，或者体温还未达到需要服用退烧药的时候，可以配合物理降温。选择物理降温时机：

1. 发烧时手脚冰凉、发冷，有时还会打哆嗦，这时就不要物理降温了！

前面我们讲过，这是人体体温中枢为调高体温采取的措施，目的是清除和消灭病菌。此时，反而要帮助孩子搓一搓手脚，或用温热的毛巾，暖水袋暖一暖手脚。

2. 口服退烧药后，不要立刻物理降温！

先观察半小时到四十分钟，同时少量多次的饮用温水，如果体温不降，在孩子配合的情况下，可以洗洗温水澡，或用温水擦浴。

温水擦浴

一般用 32℃~34℃的温水擦浴，可以很快通过皮肤温度传导发散。皮肤受冷刺激后，初期皮肤血管收缩然后会扩张，在擦浴时最好边擦边用手给孩子搓揉按摩，这样可以促进血管扩张，从而加速热的散发。

擦浴前的准备

把门窗关好，先在孩子头部放一冰袋或冷敷布，协助降温，并防止由于擦浴后表皮血管收缩，血液集中到头部引起充血。在足部放一热水袋，热水不要灌得太满，1/2~3/4就好，将空气排出，塞子拧紧，用毛巾包好，以防太烫损伤皮肤。这样孩子不但感觉舒服，还会加速擦浴的效果。

擦浴方法

第1步：脱去孩子的一侧上衣，露出一条胳膊，用纱布或小毛巾蘸上温水拧至半干后，从脖子的外侧向下擦拭至手背，再从腋下擦拭至手心。

第2步：擦完一侧后给孩子穿好这侧上衣，脱掉另一侧上衣用同样方法进行擦拭。

第3步：上肢擦完后，让孩子侧卧露出背部，从脖子下开始擦拭全后背。

第4步：擦完后背，给宝宝穿好上衣，然后脱去孩子一侧裤子，从臀部外侧经腿外侧擦拭至足背，再从大腿根内侧擦拭至足心，再从大腿后经腘窝擦拭至足跟，然后用同样方法擦拭另一侧。

第5步：全部擦完后给孩子穿好盖好，半小时后测体温，体温降至39℃以下，可取下冰袋及热水袋。

刘爷爷小叮咛

擦浴时应注意，力量要匀，一手擦拭，另一手要轻轻按摩促进血管扩张。擦至腋窝、肘窝、大腿根部血管丰富处，停留时间稍长，以提高散热的效果，四肢及后背各擦3~5分钟，全部擦浴时间为20分钟左右。不要擦前胸、腹部及后颈，这些部位对冷热的刺激较敏感，可引起心跳减慢、腹泻等不良反应。

孩子经常发烧让爸爸妈妈们头疼不已，可如果孩子很少发烧，爸爸妈妈们也会着急。

我认识乐乐妈妈的时候乐乐刚刚六七个月，一直母乳喂养，正处在添加辅食的阶段。自从有了乐乐，妈妈也是每天上网"脑补"各种育儿知识。说起来头头是道，但有时仍感困惑，因为互联网上的信息太丰富了，并且有的育儿知识简直是颠覆性的。为此，乐乐妈和乐乐姥姥、姥爷没少闹意见。姥姥、姥爷说，我们就是这样把你养大的，你看，你这不是也好好的吗？乐乐妈说，现在时代变了，网上是怎么讲的……因此时常为孩子的衣食住行发生意见分歧。

其实，妈妈是亲妈妈，姥姥也是亲姥姥，大家都是出于一个共同的目的，就是为孩子好，希望孩子健康成长。但真正面对每天生活中吃饭、穿衣等具体的事情时该听谁的呢？

我帮他们分析了一些网上流行的育儿新观念，告诉他们哪些是可取的，姥姥、姥爷可以试着接受；哪些是值得商榷的，妈妈要警惕好心帮倒忙。这样制定好了大的原则，全家人心里都有数了。平时的饮食起居主要由姥姥、姥爷负责，吃得好、营养均衡抵抗力就强。孩子快两岁了，也算没生过什么病了。乐乐妈妈现在回想起来，总会心存感激地对我说，"刘爷爷，我们幸亏遇到了您！"现在乐乐身体非常健康，只是经历过一次小小的感冒和一次幼儿急疹。

但是，乐乐妈也还是不放心。"刘爷爷，您说乐乐这总是不发烧也不正常吧？网上说每发一次烧都可以增强免疫力，他这老是不发烧也不好吧？"大多数妈妈都是怕孩子生病，担心孩子经常生病抵抗力差，想尽一切办法预防孩子生病。乐乐妈妈倒好，孩子不发烧、不生病也着急，真是可怜天下父母心呀！

但我还是要给乐乐妈妈点个赞，还有我身边许多这样的父母，她用自己的智慧捍卫了宝宝的健康，做到了让孩子少生病少受罪。我告诉乐乐妈，宝宝之所以比其他孩子生病少，正是因为他的抵抗力强，不生病并不等于宝宝没有感染过病毒或者没有携带病毒。

我们生活的环境中，病毒无处不在，呼吸的空气里、大人的身上、周围接触的物体，都附着着许许多多肉眼看不到的病毒。包括宝宝的身上、手上、玩具上、呼吸道里、身体里，其实也是有病毒的。只是人体的免疫系统"国防军"时时刻刻都在保护着孩子的身体，默默地工作着，将病毒打败、清除掉，维护宝宝身体的正常运转。抵抗力强的宝宝就是这样时刻被"国防军"保护着，保持着健康的状态。而有的宝宝就没有这么幸运了，自己的"国防军"不够强大，病毒占上风时，孩子就生病了。

因此，平日里健康的宝宝，并不代表他们的身体里没有病菌病毒。只是免疫系统默默地把病菌病毒清除了，而你不知道罢了，或者和病菌、病毒和平相处相安无事。

乐乐的两次小毛病

乐乐的小感冒应该是在七八个月大的时候，打喷嚏、流鼻涕、轻微的鼻塞，上呼吸道有些分泌物，听起来有时会呼噜呼噜的。我给乐乐妈妈三点嘱咐：

第一，让孩子多休息。休息是最好的帮助宝宝自身免疫系统清除病毒的办法。

第二，多喝水。如果不喜欢总是喝白开水，可以尝试自制果汁或者煮一些苹果水、梨水变换一下口味。

第三，在保证营养的前提下，清淡饮食，多吃好消化的食物。

最后，我给乐乐开了一种中药制剂，这是北京儿童医院自己研制的，根据众多老中医的临床验方制作，几十年来一直沿用至今。没过几天，乐乐的病就好了。

又过了一段时间，在这期间，乐乐妈曾经不止一次问过我，是不是每个孩子都会得幼儿急疹？因为她在网上看到，这个年龄的宝宝如果突然发起烧来，最常见的症状就是幼儿急疹。乐乐妈认认真真地学习了有关这种疾病的知识，以备不时之需。终于，有一天我接到了电话，乐乐发烧了。到底是不是幼儿急疹呢？

我详细询问了一下孩子当时的状况后告诉乐乐妈，宝宝刚刚开始发烧没有其他伴随症状，精神也很好，多半是病毒感染引起的。至于是不是幼儿急疹，在初期，再高明的医生也无法做出诊断，需要进一步观察。多休息，及时补充水分，清淡饮食，是常规护理方法。必要时口服退烧药，做一些物理降温。

虽然平时做足了功课，但当自己的宝宝第一次发烧时，还是害得年轻的爸爸妈妈一宿没睡。这一夜，一会儿喂退烧药，一会儿测测体温，一会儿用水瓶喂点儿水，一会儿又叫起来尿尿。

听到这些，我赶忙嘱咐乐乐妈，孩子吃了退烧药睡着了，说明药物缓解了孩子不适的症状，尽量不要打扰宝宝，休息也是一种治疗。只要补充了足够的水，吃了药，体温过一会儿会慢慢降下来一些。

这样熬过了三天，期间乐乐妈时常会问我，要不要去医院，要不要去验血，要不要做什么检查，要不要再吃点儿别的什么药？因为孩子的精神状况一直很好，就是有些没食欲，水也喝了不少，吃了退烧药体温也可以暂时降下来一些，我建议还是在家护理为主。烧了三天，体温恢复了正常，身上果真出了一些红疹，不疼不痒，但看着还是有些吓人。宝宝开始有些烦躁、磨人，大便也有些稀，现在才可以诊断是幼儿急疹。乐乐的情况还是比较典型的，幼儿急疹包括一系列的症状——发热，一般持续三天，热退起疹，伴随精神烦躁，还有轻微的腹泻。

从那之后，乐乐一直很健康。我时常会在微信的朋友圈里看到乐乐妈妈带着乐乐去公园玩儿，给乐乐做各种好吃的。

发烧要警惕中耳炎

前面讲过，发烧绝大多数都是病毒感染引起的，但中耳炎却是个例外。由于孩子的耳咽管几乎呈水平位，又短又直，当上呼吸道感染时，细菌或病毒很容易从耳咽管向中耳蔓延侵袭。特别是当宝宝用力咳嗽或擤鼻涕时，更容易由气流把病原菌挤入中耳，从而引起中耳炎。

中耳发炎，其部位较深，早期卡他性中耳炎时不易被发现，孩子可表现出不明原因的发烧。特别是小宝宝会烦躁不安，夜间突然哭闹，用手抓耳朵，不爱吃奶；较大的孩子会说头疼、耳疼、耳鸣、听力下降等不适。一旦有脓从外耳道流出，可能鼓膜有穿孔，脓排出后耳疼可明显减轻，孩子不再哭闹，此时中耳炎已过极期。因此，当小宝宝发烧而又原因不明、哭闹烦躁不安时，应想到中耳炎，及时找耳鼻喉科医生检查治疗。

化脓性中耳炎多为细菌感染，及时使用抗生素治疗，炎症可消退，烧也就退了，鼓膜穿孔愈合后听力就可恢复了。关键是要早发现早治疗，一旦迁延为慢性，穿孔的鼓膜不易愈合，可造成终生耳聋。

向耳道内滴药是治疗中耳炎的重要治疗方法，滴耳药可以直接作用于病变局部，药效发挥更充分。

滴药之前，如果是小宝宝，要把胳膊、腿扶好，固定头部；大孩子则可以说服动员，一起配合滴药。可以侧卧在床上，也可以坐在椅子上，头向一侧偏斜。滴药前应将耳道拉直，使药液顺利流入耳道。滴药后可用手指轻轻按压耳屏，促进药液深入鼓膜区，起到治疗作用。滴药后侧卧，不要马上让孩子站起来，等药液渗入组织后再活动。

在滴药前还应当注意：药液温度须与体温相近，过冷的药液应当稍加温，以免滴入后出现恶心、呕吐等不良反应。滴管不能触及外耳道壁，以免造成污染。

第四章

天打雷，
人咳嗽，
都是
稀松平常
的事儿

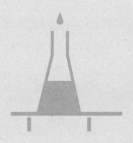

　　咳嗽虽不像发烧那样来势汹汹，但往往会反反复复，迁延不愈，好像永远也不会彻底痊愈一样。

　　有时候吃点药好像不咳了，刚消停几天，好景不长，没过几天又开始咳了。尤其是夜间或凌晨的时候，睡着睡着就咳嗽起来，闹得大人、孩子都睡不好，影响了休息。咳嗽厉害的时候也挺吓人的，一声接着一声不停地咳，好像要把小心肝儿都咳出来一样，咳着咳着就吐了，弄得不好吐一床，换衣服、换床单，又折腾半宿。其实咳嗽不是病，而是一种症状，同发烧一样是人体的防御性反射。

咳嗽：积极和消极作用并存

孩子为什么会咳嗽？

呼吸道黏膜有无数纤毛，它们总是不停地清扫呼吸道内的灰尘、病毒及异物。在呼吸道发生炎症时，渗出物、细菌、病毒以及被破坏而变成脓球的白血球等混合在一起，被纤毛运动由下而上地一直送到气管，当它们堆积到一定程度就会发生咳嗽。

气管黏膜的神经会把信号传入大脑，大脑发出咳嗽的一系列信号。

一、它先发出吸气的命令，当肺内充满气体时，它令喉头的声门紧闭。

二、再发出呼气的命令，于是膈肌及肋间肌开始收缩，胸腔的容量变小。由于声门紧闭气体呼不出去，胸腔的压力突然上升，等到压力升到一定高度，大脑突然发出开放声门的命令。这时，肺内高压的气流就会突然迸发出来，随着这道猛烈的气流，上述那些应被清除的东西喷涌而出，咳嗽就发生了。

咯痰就是这种反射的最终结果。因此，我们说咳嗽也是一种保护性的反射，对身体有有利的一面。特别是炎症恢复期，呼吸道内积存了很多渗出物，必须加以清除，于是纤毛开始打扫战场，随之而来的就是咳嗽，通过咳嗽达到清除废物的目的，最终使呼吸道保持原来的通畅与清洁。这种有痰的咳嗽是有利的，咳嗽意味着疾病的康复。

咳嗽虽然是人体的防御性反射，通常具有自限性，但如果咳嗽过于剧烈或时间过长，还是应当采取适当的措施进行处理和积极的治疗。特别是无痰的咳，这种咳嗽往往是病毒引起的，咽部受刺激发痒而干咳，它会影响孩子的睡眠和休息。剧烈频繁的咳嗽还会引起呕吐，甚至影响孩子进食及营养。遇有这种情况，就需要积极的治疗。

首先要找到是什么病引起的咳嗽，咳嗽也是一种症状，很多疾病都伴有咳嗽这一症状。最常见的就是呼吸道感染，主要是病毒感染（特别是呼吸道合胞病毒、副流感病毒）和少数病原微生物如百日咳杆菌、结核杆菌以及肺炎支原体、衣原体等；其次还有胃食管反流性咳嗽、嗜酸粒细胞性支气管炎、先天性呼吸道疾病、心因性咳嗽及其他病因包括异物吸入、药物诱发性咳嗽、耳源性咳嗽。

目前绝大多数的咳嗽是病毒感染引起的呼吸道炎症。写到这里我要再强调一下，不要一看到炎症，就马上想到"消炎药"，也就是人们通常认为的抗生素。抗生素只可以杀死细菌，对病毒没有任何作用。

咳嗽的小朋友一般近期有明确的呼吸道感染史，咳嗽初期呈刺激性干咳或伴少量白色黏痰。呼吸道又分为上呼吸道和下呼吸道，上呼吸道包括：鼻、咽、喉、气管；下呼吸道包括：支气管、肺部。呼吸道这些部位的炎症都可以导致咳嗽，比如鼻炎、咽炎，使得鼻腔、咽部分泌物增多，增多的分泌物沿着咽后壁流到咽部，刺激咽部引起咳嗽的发生；喉炎是由于喉头水肿，黏液性分泌物无法排除，从而发出"空空"声的咳嗽。特别要注意，急性喉炎会发生喘憋，需立即就医；气管炎会导致气道上皮的完整性受到破坏，纤毛柱状上皮细胞的鳞状化以及持续的气道炎症伴有暂时的气道高反应性。

气体进入肺要经过一条漫长的道路，叫做呼吸道。从鼻腔开始，往下是咽、喉、气管、主气管、支气管等。主气管向下分为左右 2 个支气管，支气管又分为许多细支气管，每个支气管又再向下多次分支，最后通到肺泡。支气管系统好像一棵倒挂的树，因此，又叫气管树。

呼吸道内层由呼吸道黏膜组成，在显微镜下可以看到许多小毛毛，叫做纤毛。这些纤毛总是朝着外面的方向不停地摆动，黏膜还分泌黏液。纤毛的摆动和黏液的冲刷，就像清洁工一样，经常不断地清扫外界侵入呼吸道的东西，如灰尘病菌等，使气管内经常保持清洁而湿润。被清除的东西由黏液包裹，被纤毛的运动一直送到喉头，通过咳嗽排出体外，这就是痰。

黏膜下层有许多血管分布，血管不但起到输送氧气及养料作用，还起到温暖空气的作用。进入呼吸道的空气，经过这样一个漫长的管道到达肺泡时，变得既清洁湿润又温暖了，为进一步的气体交换创造了有利条件。

小宝宝的呼吸道长度比成人短，而且口径又狭窄，一旦发炎，黏膜充血肿胀就容易堵塞。由于呼吸道没有成熟，为了适应生长的需要，血液供应必须格外充分，黏膜层血管非常丰富，炎症时比成人更容易肿胀。孩子的黏液腺发育不足，黏膜容易干燥，在干燥的黏膜上，纤毛的摆动就差，最终造成气管黏膜排除灰尘和病菌的功能也差。所以，在干燥的季节容易发生呼吸道感染，而保持室内环境的湿润也是预防呼吸道感染的方法之一。

人体的肺脏是蜂窝状的组织，显微镜下才能看到肺

认识我们的呼吸道

泡的组成。无数细支气管最后都与一串串肺泡连接在一起，像葡萄一样。肺泡是一层极薄的膜，外层布满血管，氧及二氧化碳的交换就在这里进行。

宝宝的肺脏也是随年龄增长而逐渐成熟的。6~7 岁肺的结构才与成人完全一样。出生婴儿的肺容量只有 65~67 毫升，与 20 岁的成年人比较相差 20 倍。与爸爸妈妈相比，宝宝的肺泡数目少，肺容量也小，但宝宝的新陈代谢要比成年人旺盛得多，需氧量大，只有加快呼吸频率，才是提高气体交换最有效的办法。宝宝每分钟的呼吸次数比爸爸妈妈要多许多，年龄越小次数越多。按每分钟呼吸次数计算，出生至 1 岁是 30 次，1~3 岁 24 次，4~7 岁 22 次，成年人只有 16 次。

如果遇有炎症，由于成年人有很大储备能力，则可应付这种变化。肺脏内的肺泡都展平，总面积可达 50~100 平方米。正常情况下并不是全部肺泡都参加工作，实际上只有 1/20 的肺泡参与气体交换，其余的肺泡都处于休息状态。成人的一侧肺得了病，完全丧失功能，另一侧正常，医生就可以把患病一侧的肺叶全部切除，余下的一侧肺可以代替全部工作。而对于小朋友，这种储备能力相对较小，一旦发生炎症，适应能力就小得多。孩子的肺脏血管丰富，含气量相对较少，含气少影响气体交换，而含血多则容易发炎。

上呼吸道包括鼻、咽、喉、鼻窦及扁桃体，气管以上的呼吸道都叫上呼吸道，凡是上呼吸道发炎，都叫上呼吸道感染。如果某个器官的炎症比较突出，又可单独称鼻炎、鼻窦炎、咽炎、喉炎、扁桃体炎等。"上感"绝大部分是由病毒引起，但也可由细菌引起。常见的上感过后出现的化脓性扁桃体炎、副鼻窦炎，都是细菌所致。上呼吸道感染全年都可发生，但冬春季较多，往往有流行趋势。

上呼吸道感染轻重程度相差很大，通常大一点的小朋友症状较轻，婴幼儿则较重。轻的只表现为流鼻涕、鼻塞、打喷嚏、微咳，3~4天就好了，偶有发烧也只是2~3天，时常是不规则的低烧。重的起病就高烧39℃~40℃，稽留热型，伴发冷、头疼、无力、不吃、烦躁、咳嗽比较严重。严重的还可发生热性惊厥及急性腹痛。这是成年人感冒所没有的特殊症状。腹痛，甚至有时疼得很厉害，容易被误诊为阑尾炎。

上感可向附近的器官蔓延，比如引起结膜炎、中耳炎，也可以向全身蔓延形成败血症及各处脓肿。上感还可引起风湿病、肾炎、心肌炎等变态反应性疾病。当然，绝大多数孩子不会发生上述严重的状况，现在由病毒引起的上感发生上述现象的几率少之又少了。

什么是上呼吸道感染（上感）

气管炎由上呼吸道感染蔓延而来，主要表现为咳嗽逐渐加重，有痰，一般 7~10 天，有的还可迁延更长时间，如果治疗不当还可反复发作，重复感染。症状的轻重也不一样，轻的可以不发烧，重的可以高烧，甚至影响精神、食欲。从外表看确实很难与上感或肺炎相区别。用听诊器可以在患儿的胸部听到一种声音，好像用一根细竹管在水里吹泡发出的声音，医学上叫做水泡音或啰音。胸片只能看到肺的纹理粗糙模糊，而没有明显的片状阴影。这样就同肺炎区分开了，但不能把咳嗽与气管炎划等号。

气管炎的表现有咳嗽，但咳嗽不一定都是气管炎。特别是有些宝宝，嗓子总是呼噜呼噜的像猫一样，这是急性气管炎。它与喘息性气管炎、哮喘是性质不同的疾病，不能混为一谈。气管炎的治疗主要是消炎、祛痰、止咳，经过多年的临床观察，中药要比西药的效果显著。另外，恢复期需要多休息，避免剧烈运动。平时还是应该让孩子加强锻炼，增强体质，避免反复感染。

肺炎的形成要有一个过程，恢复也绝非一日之功。一般肺炎从发病到恢复大概需要 2 周到 1 个月时间。先从上呼吸道感染开始，逐渐向下蔓延，起码要 3~5 天，通常不会发烧 1 天就得肺炎。

　　支气管肺炎，又叫小叶肺炎，是与大叶肺炎相对而言的。肺左侧分为两个大叶，右侧分为三个大叶，每个大叶之间由胸膜隔开，每个大叶又分为无数小叶，气管树上的每一个小分叉和末端的肺泡就组成一个小叶，支气管肺炎指的就是以小叶为单位的炎症。

　　支气管肺炎可以是由引起上呼吸道炎症的病毒导致，也可以由肺炎双球菌引起。肺炎双球菌，0.5~1.5 微米大小，用显微镜才能看到，形状像两个相对的窝头，所以叫双球菌。如果仔细注意还会发现，每对球菌的周围都有一个半透明的环状晕，叫荚膜，这是抵御白血球吞噬的"铠甲"。肺炎球菌的繁殖力惊人，在适宜的条件下，繁殖 1 代只需要 20 分钟，1 天之内就可以繁殖出数亿万个后代，在如此大量的细菌侵袭下肺炎就发生了。

　　支气管肺炎的表现分为感染中毒症状及呼吸道症状。感染中毒症可表现为高烧 38℃~39℃，有时可高达 40℃，热型可为稽留热、弛张热，也可为不规则热。烦躁不安，或爱睡觉，精神不好，食欲不振。孩子的神经系统尚未成熟，兴奋容易扩散，有时还会抽搐或昏迷，甚至发生中毒性脑病，还可表现为腹泻、呕吐等消化系统症状。另一种表现为呼吸道症状，就是开始时好像上呼吸道感染一样，流鼻涕、咳嗽、呛奶。加重时反而不咳嗽，出现喘憋，呼吸困难。用听诊器可以在胸部听到

支气管肺炎

水泡音，肺炎和支气管炎都能听到水泡音，但肺炎的水泡音比较细小，而气管炎的水泡音粗大。形容肺炎的水泡音是捻发音，就好像用手指粘捻头发的声音。有时医生还要用手指在胸部轻轻叩打，这是另外一种检查方法，叫叩诊。用手指敲打空玻璃杯和盛水的玻璃杯，发出的声音不一样。通常把后者叫浊音或实音，前者叫清音。正常的肺充满了气体，好像空杯子，叩诊时发出清音。在肺发炎的部分，气体被炎性渗出液代替，好像盛水的杯子，叩诊时发浊音或实音。通过以上检查，医生就能大概估计出肺里发炎的情况。

照胸片时可发现肺里有片状阴影，如果是细菌性肺炎，白血球一般较高，病毒性肺炎白血球较低，但这不是绝对的，只能结合病人的整体情况作为参考。

肺炎的形成要有一个过程，恢复也绝非一日之功。一般肺炎从发病到恢复大概需要2周到1个月时间。先从上呼吸道感染开始，逐渐向下蔓延，起码要3~5天，通常不会发烧1天就得肺炎。孩子开始发烧时，会出现呼吸急促、咳嗽等症状。目前的发烧绝大多数是病毒引起的上呼吸道感染，没有消灭病毒的特效药，如果可以待在家中对症治疗、护理得当，很快会痊愈。但当这个时候，反复去医院看病，使孩子不能得到好好的休息，又增加了交叉感染的机会，反而会使病情加重，促进了肺炎的发生。

青霉素的出现，使小儿肺炎的病死率大大下降。到目前为止，肺炎双球菌还未对青霉素产生抗药性，对支气管肺炎的治疗效果还是很显著的。但遗憾的是，现在绝大多数肺炎是病毒引起的，抗生素就望尘莫及了。经过多年的临床研究、治疗、观察，中药对一般支气管肺炎的疗效是肯定的。

病毒肺炎就是病毒引起的支气管肺炎，许多病毒都能引起支气管肺炎，这是指一般的肺炎，病情不重，当前多数肺炎都属于这种情况。有时就跟普通的呼吸道感染症状差不多，不照片子很难发现，慢慢地也就自愈了。所以爸爸妈妈们不要一听说肺炎就惊慌失措，一般的病毒肺炎并不可怕，对于病毒引起的疾病还是要遵循对症治疗的原则。

这里说的病毒肺炎是指较凶险的腺病毒肺炎。腺病毒是呼吸道病毒的一种，因从人的扁桃腺里分离出来，故得名腺病毒。腺病毒对成人及大孩子只会引起上呼吸道炎症，因为他们抵抗力强，而对婴幼儿则可致命。宝宝出生时体内就有抗腺病毒抗体，出生后 6 个月逐渐减少，到 2 岁就更少了，因此，80% 的腺病毒肺炎都发生在这个年龄段。

腺病毒对于肺的破坏是很严重的，能使肺组织发生广泛的坏死，支气管阻塞，使呼吸面积明显减少，以致最后发生呼吸衰竭。分泌的病毒还可使全身的代谢发生紊乱，出现中毒症状。

腺病毒肺炎的早期症状很难同一般肺炎鉴别开，主要是孩子精神不好，爱睡觉，高烧 39℃ 以上，可有刺激性呛咳。一般 7~10 天进入极期，胸部检查很快出现叩诊实音，即所谓肺实变。患儿出现严重的喘憋、青紫、缺氧症状，即使吸氧也不能完全缓解。胸片会发现肺部有大片浓厚阴影，白血球总数偏低，从患儿的痰液及咽部可分离出腺病毒。

目前没有杀灭抑制病毒的药物，所以，没有特效治疗。治疗都是针对症状，如退烧、吸氧。有继发细菌感染时才用抗生素。保持安静，适当用镇静止咳药。保持营养，如不能进食或呕吐可以静脉输液。预后如何，主要看孩子的抵抗力强弱。腺病毒肺炎有明显的病程界限，一般拖过 2 周，体温就会陡然下降，肺里炎症逐渐消散。

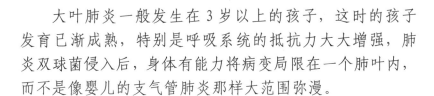

　　大叶肺炎一般发生在 3 岁以上的孩子，这时的孩子发育已渐成熟，特别是呼吸系统的抵抗力大大增强，肺炎双球菌侵入后，身体有能力将病变局限在一个肺叶内，而不是像婴儿的支气管肺炎那样大范围弥漫。

　　大叶肺炎，肺发生的变化也很特殊。急性期时，发炎的肺叶充血、渗出，变成红色，质地变得像肝脏一样，称做红色肝变期。以后由于充血消退，纤维素的渗出，肺由红色变为灰色，称为灰色肝变期。以后由白血球"打扫战场"，进入溶解期，肺恢复正常。

　　大叶肺炎的起病很急，孩子突然高烧 39℃ ~40℃，烧时伴有寒战、发冷、头疼、全身疼、疲乏无力。有些早期还可发生休克，这是肺炎双球菌释放毒素引起的中毒性休克，孩子面色苍白、手脚发凉、出大汗、脉搏微弱、血压下降，如果不及时抢救容易发生危险。开始咳嗽无痰，进入极期后咳嗽反而减少，代之以喘憋呼吸困难，但比支气管肺炎要轻得多。医生检查胸部时，发现炎症部分叩诊浊音或实音。极期过后，才能听到水泡音。恢复期时可以咳出铁锈色痰，这是肺里的渗出液带有陈旧血液的缘故。痰咳出后，体温逐渐下降，孩子康复。胸片发现肺部有一整个分叶变成浓厚的阴影，白血球可高达 20000 以上，病程 5~10 天。青霉素及头孢类对肺炎双球菌十分敏感，所以是特效治疗，一般采用静脉输入。用药后体温很快下降至正常，能及时阻断病变的进展，使患儿早日恢复健康。早期发生中毒性休克，除了及时控制感染，还要给予输液、升压等抢救治疗。

支原体肺炎

支原体肺炎，是由支原体（原浆菌）引起的。这是一种比细菌小，比病毒大的微生物。多见于大孩子，冬季发病多，有时有小流行的趋势。病情轻重不等，一般起病不急，可有发烧、发冷、头疼、全身疼的症状，特别像感冒或流感的症状，发烧可以是稽留热型或弛张热型。

身体强壮的孩子还可以不发烧或只是低烧，有咳嗽、咳痰，没有憋气或呼吸困难表现，胸片却发现肺内有大片云雾状阴影。医生检查胸部听不到水泡音，有时叩诊浊音也不明显。表面看病不重，但胸片却有大片阴影，这两者之间的矛盾正是本病不同于其他肺炎的特点。

支原体肺炎病程一般只有两周，两周后肺部阴影会慢慢消失。确诊需要抽血检查，如果支原体抗体阳性，那么可以确认是支原体肺炎。

刘爷爷小叮咛

如今的肺炎已完全不同于过去肺炎的概念，从临床上有时很难与感冒及气管炎区别。现在的肺炎比起20世纪60~70年代的肺炎，真是小巫见大巫，死亡率高达10%的腺病毒肺炎时代已经一去不复返。

现在的肺炎大多数仅能在胸片上看到淡淡的阴影，所以胸片是医生诊断肺炎的有力助手。想知道是不是肺炎，就需要照胸片，否则很难确诊。有的家长怕孩子接受放射线，其实这种顾虑大可不必。如今的照片技术和数码相机一样，可以清楚地看出肺炎病变的部位及程度，而接触到的放射线是有限的。

形形色色的咳嗽表现

宝宝的神经系统还处于生长发育阶段，特别是婴幼儿的神经系统发育很不完善，所以，他们不会有意识地咳嗽、咳痰。他们的咳嗽会表现为各种其他形式。

呛咳

婴幼儿的咳嗽、咯痰表现比较特殊，特别是较小的婴儿表现为吃奶喝水时发呛。严重的表现为一吃奶就都从口鼻呛出来，使进食发生困难。遇到这种情况妈妈就要提高警惕了，如果疏忽大意，体弱的孩子可能由于一口奶呛到气管里发生窒息，甚至威胁生命。

呕吐

小朋友一般都不会有意识地吐痰，痰到咽部就自动地咽到胃里。因此，孩子有时表现为呕吐，呕吐物都是黏液性的东西，这些东西实际上就是痰。没能吐出的痰会进入肠道从大便排出。

咳嗽的表现就这么几种

呼噜

更多的孩子表现为呼噜，就是喉间有痰鸣音，听起来好像猫打呼噜一样。家长以为孩子哮喘，其实不是，真正的喘是在肺里听到喘鸣音，这是由医生用听诊器才能听到的。

犬吠样咳

还有一种特殊的咳嗽，妈妈们也要警惕了。这种咳嗽听起来像小狗叫一样，发出"空空"的声音，叫做犬吠样咳嗽。这是急性喉炎所特有的咳嗽声，如果发憋、青紫，说明喉头水肿严重，需要马上就医。

呼吸系统的疾病中有些很凶险，有些又跟普通的感冒差不多，但无外乎病毒感染或细菌感染。由于抗生素的不断升级换代，细菌感染的疾病基本上得到了很好的控制，比如双球菌肺炎，已经不常见了。目前让人头疼的是病毒引起的各种疾病，因为还没有发明杀病毒的药，所以病毒感染导致的疾病没有特效药，只能对症处理。发烧了可以吃退烧药，咳嗽呢？咳嗽是个很烦人的问题。

通过了解咳嗽发生的全过程以及痰是如何产生的，还有我们人体呼吸道的生理结构，不难看出，治疗咳嗽关键在于祛痰。帮助呼吸道的纤毛把痰液打扫干净了，呼吸道变得清洁通畅，自然就不咳嗽了。有的时候纤毛可以自己完成这项工作，咳嗽的小宝宝也就自愈了。有的时候纤毛不够强壮，或者呼吸道分泌的痰液太多，源源不断，这时候就需要药物来帮助祛痰了。

多年的中西医结合临床实践看来，治疗咳嗽方面，中药的疗效要明显好于西药。中医讲究辨证施治，咳嗽分为外感和内伤两大类型，外感咳嗽又分为风寒、风热、风燥；内伤咳嗽又分为痰湿、痰热、气虚、阴虚，等等。根据辨证分型，因证施治，对于不同类型的咳嗽，采用不同的方剂，不同的药物。在药物选择方面也是灵活多样，有清化热痰的、有温化寒痰的、又有健脾利湿去痰的，等等，一般情况下辨证准确、用药得当都可以取得很好的疗效。

喘憋——呼吸道梗阻

喘憋——呼吸道梗阻

呼吸道是气体交换的出入通路，而肺泡则是气体交换的实际场所。孩子的呼吸道黏膜及肺组织血管丰富，一遇到炎症首先充血，而气管、支气管的口径又小，充血肿胀的呼吸道黏膜必然使口径进一步缩小。炎症渗出物淹没了一部分肺泡，使它丧失了换气功能。孩子的肺泡数目本来就少，储备能力本来就差，一遇到肺炎就会使肺部的换气功能进一步减弱。上面说的这一切过程最终导致换气面积的缩小。

为了适应新陈代谢的需要，只有用加快呼吸的办法来解决换气不充分的问题。这时候，孩子就会表现为呼吸困难了，呼吸困难是现象，造成呼吸困难的原因是多种多样的。比如喉炎时，声带充血、肿胀，造成声门狭窄，有犬吠样咳嗽时也会出现呼吸困难，这种叫做上呼吸道梗阻，而肺炎导致的呼吸困难叫做下呼吸道梗阻。

喘分两种，一种喘是吸气性呼吸困难；另一种是呼气性呼吸困难，这两种都是急症，需要及时治疗。

吸不进气的喘

这种喘又叫吸气性呼气困难，多见于急性喉炎。急性喉炎是以声门为主的喉黏膜急性炎症，多发生在冬春季节，特别是婴幼儿比较多见。年龄多为 1~3 岁的小宝宝，因为这个年龄的孩子喉腔狭窄，软骨软弱，血管及淋巴管都很丰富，黏膜下组织松弛，一旦发炎容易水肿，使喉腔堵塞，使气不能通过喉吸入肺。水肿的喉头还会导致声门阻塞，所以喉炎的小朋友都伴有声音嘶哑。

如果妈妈们听到孩子的声音变哑了，就说明是患了喉炎了。孩子的咳嗽反射差，气管和喉部分泌物不易排出，容易发生喉梗阻。严重时吸气性呼吸困难会发生窒息，即锁喉，有生命危险。这样的宝宝会出现三四症，表现为锁骨上、胸骨上及肋缘下这三个部位同时下陷。如果不及时采取有效的治疗，病情可进行性加重，危及孩子的健康甚至生命。

急性喉炎常继发于急性鼻炎、咽炎。儿童营养不良、抵抗力低下、变应性体质以及上呼吸道慢性疾病时也容易诱发急性喉炎。

急性喉炎大多起病急，病情进展快，主要出现声嘶哑、喉鸣、犬吠样咳嗽、吸气性呼吸困难等症状。严重者面色发绀、烦躁不安、鼻翼扇动，出冷汗，脉搏加快等。白天症状较轻，夜间加重。所以一旦患病应及时到医院就诊。

急性喉炎治疗的关键是尽快使喉头消肿，这时就需要给予糖皮质激素促进喉部水肿消退，并同时使用抗生素控制感染，加强给氧、解痉、化痰等治疗。医生会严密观察患儿呼吸情况，重度喉梗阻患儿还应该及时将气管切开。

呼不出气的喘

这种喘表现为呼气性呼吸困难。由于气管痉挛管腔狭窄，吸进的气呼不出来，医生用听诊器可在胸部听到喘鸣声，这是一种尖锐的哨音一样的声音，常见于喘息性气管炎，也叫毛细支气管炎，是由呼吸道合胞病毒引起的。多见于2岁以下虚胖的宝宝，往往有湿疹及过敏病史，可反复发作。稍大一点的孩子也会感染，像前面提到的小滔滔，还有后面会提到的齐齐，都是有几次喘息性气管炎的病史，这同真正意义上的哮喘是不同的。一般到入学年龄时症状就会消失，或者再大一点到青春发育期，由于体内激素水平的改变而痊愈。仅有极少数至年长后发展成为支气管哮喘。

以上两种喘都是急症，需要紧急治疗，而且需要抗生素与激素同时使用，才能在短时间内使水肿的喉头消肿，痉挛的气管松解。所以说，好钢用在刃上，该用的药绝不能不用。

一听抗生素、激素妈妈们就很敏感，不是不能滥用抗生素吗？激素好像对宝宝有害呀？其实，正确、规范、及时、足量地使用抗生素、激素，在关键时刻可都是救命的药。如果不能准确对症地使用这些药，是会耽误孩子的治疗的。

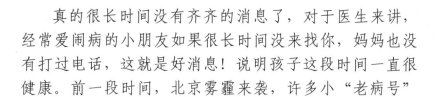

真的很长时间没有齐齐的消息了，对于医生来讲，经常爱闹病的小朋友如果很长时间没来找你，妈妈也没有打过电话，这就是好消息！说明孩子这段时间一直很健康。前一段时间，北京雾霾来袭，许多小"老病号"都纷纷来找我报到。

我时不时地会想起齐齐，他跟我的小孙子一般大，个头也差不多，都是可爱的阳光型小男孩儿。齐齐属于爱咳嗽的，两年前来找我看病时6岁多了，用齐齐妈的话说，"从小这咳嗽就没好利落过，只要一听到他咳嗽我头就大了，厉害时夜里不停地咳，有时候还喘。"

我用听诊器听了听齐齐的胸部和背部，孩子的呼吸有些急促，肺里布满了痰鸣音，在呼气的末尾听到了明显的"喘鸣音"。鼻子也不通气，鼻涕在鼻子里吸溜吸溜的，咳嗽时也可以感觉到有痰，但咳不出来。昨天夜里开始发烧，还吐了一次，现在的体温在38℃左右，这次比较明显的咳嗽是从一周前开始的，近两天加重。齐齐平时吃饭时好时坏，碰上好吃的也能吃很多，但多数情况下还是没什么食欲，就是俗话说的跟饭不亲、嘴不壮。体重在正常范围的下限，偏瘦。有时候还会说肚子疼，但一会儿又不疼了，妈妈也闹不清他是真疼还是假疼。睡觉时出汗很多，不老实，满床转圈，一会儿头冲这头一会儿脚又冲这头了，还总是趴着睡。大便总体来说还算正常，每天能有一次，近两天稍有些干燥，今天来看病，还未排便。

综合以上的这些情况，我给齐齐制定了治疗方案，目前是感染期，要针对症状清热化痰、止喘、退烧。等感染期过去了，齐齐需要调理脾胃，他平时的那些症状都比较符合脾胃不和，这个是他容易生病的根本。按说齐齐6岁多快7岁了，应该已经过了容易反复生病的年龄。以前我们讲过，中医理论认为"脾为后天之本"，脾和胃是一对相表里的脏腑，如果脾胃不能很好的相互配合工作，重则影响孩子的生长发育，轻则比一般的孩子更容易频繁地生病。

我给齐齐开了三天的中药，主要是针对喘憋、发热、痰盛。我用来治喘的中药方剂，是由我的老师王鹏飞老先生的祖传经验方为主，根据孩子的情况辨证、加减化裁而来的。王老是京城三代"小儿王"，在治疗小儿的咳嗽、喘、脾胃等常见病和其他一些杂病方面名不虚传。通过我们跟随他多年的临床实践，亲眼见证了他的手到病除、用药精准。因为这样的病例太多了，我们把他治好的病例归纳总结、分析研究，出版了一本《王鹏飞临床经验集》，很多经典方剂至今沿用。儿童医院有几种自制的中药制剂，都是当年由王老、裴老等老中医共同研制的。我们这些做学生的更是受益终生，每每用老师的经验给孩子治好病时，经常会感慨并感恩这些老医家。像王老，虽然已经去世多年，但他传承给我们的经验还在为一代又一代的孩子们解除病痛，守护健康。就拿王老治喘的这个经方来说吧，我用它治愈了许许多多的孩子，包括成人的喘，如果符合辩证，也可获得很好的疗效。

三天后齐齐来复诊，"喘鸣音"没有了，烧也退了，痰少了，咳嗽自然也减轻了。按照既定的方案继续治疗，齐齐的咳嗽很快就痊愈了，妈妈说这次的咳嗽算是好的比较快的，以前怎么也得拖一两个月甚至更长的时间。孩子是不会掩盖病情的，咳就是咳，不咳就是不咳了。但病毒感染恢复期的症状还是有的，没食欲，有时会烦躁，脸色也不好。赶紧抓紧时间调理脾胃，还是王老经典的调理脾胃的方子，再根据齐齐当时的情况做了相应的加减。几副药吃过后，齐齐妈反馈说孩子知道饿了，放学后总是要找东西吃，这在以前是很少见到的。

我又嘱咐了一些注意事项，还是要以清淡好消化的食物为主，可以适当增加鱼肉、牛肉等动物蛋白，脾胃功能刚刚恢复还不很健全，不要暴饮暴食，一下吃多了会增加脾胃负担，要循序渐进、营养均衡，不可拔苗助长。因为经验告诉我，这样的孩子一般好景不长，体内的正气不足，病毒来袭总是会先找到他，稍不注意就又会感染。说着说着就来了，那天齐齐妈还在说，最近一直挺好的没怎么生病，话音没落，孩子就开始咳嗽了。这件事以后成了个玩笑话，很多妈妈都有这样的体会，"好长时间没病了"这句话是不能轻易说的，说完了孩子马上就给你点儿颜色看看。

经过一段时间的调理，齐齐长高了，也胖了一些。随着年龄的增长，免疫力的完善，体质的增强，每次生病间隔的时间越来越长，每次的病程却在缩短。已经半年多没有齐齐的消息了，雾霾严重的那些天，可能是怕我们担心，女儿收到了齐齐妈的问候：

齐齐妈："好吗，问候一下！"

女儿说："很好，你们呢？"

齐齐妈："嗯嗯，好，都好""没事，就是觉得现在不用担心，连问候都避讳。"

女儿回答："没消息就是好消息！"

第五章

消化系统
其实是个
"劳动模范"

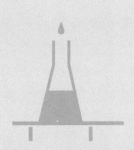

　　除去发烧、咳嗽，孩子最常见的疾病大多数就跟消化系统有关系了。小宝宝有时会莫名其妙地吐，让妈妈很是担忧。大一点儿的孩子有时会说肚子疼，疼起来还挺厉害的，等到了医院又不疼了，化验、检查也没什么问题。这些都是为什么呢？

认识我们的消化系统

　　消化系统是由消化道和消化腺所组成的。消化道由口腔、食道、胃、小肠、大肠、肛门组成。口腔通过咽部与食道相通，食道往下是胃。胃的入口叫贲门，出口叫幽门，整个胃像一个底向上的口袋，斜挂在上腹部。胃通过幽门与小肠相接，小肠又包括十二指肠、空肠和回肠三部分。小肠与大肠之间，即回肠与盲肠之间还有一个像蚯蚓状的东西叫阑尾。消化道最终止于肛门。

　　消化腺主要包括唾液腺、肝脏、胰及胆囊。唾液腺由腮腺、舌下腺和颌下腺三部分组成。腮腺位于耳下，开口于口腔颊部，平时腮腺不太大。舌下腺在舌头下面，颌下腺位于下颌软组织中，开口于口腔底部。肝脏分泌胆汁，通过胆囊浓缩，胰腺分泌胰液，都是经胆囊管和胆总管通到十二指肠。胆总管在十二指肠处的开口有肌肉管理其开合。

　　消化过程分为机械性及化学性消化。机械性消化是通过切割、研磨、舌头的搅拌，将食物由大块变成小块，由粗变细，再与唾液充分混合，最后将食物变成湿润的食丸，通过吞咽动作把食丸经过食道送到胃内。支配口腔咀嚼和肛门排便的肌肉属于骨骼肌，可以受意志的支配，想嚼就可以嚼，所处场合不适于排便就可以等一等。食道和胃肠道管壁都有不受支配的平滑肌构成的肌层，不停地蠕动，使食物进一步磨碎，并与胃肠液混合，成为粥状食糜。又能使食糜顺次向前推进，从胃到十二指肠、空肠、回肠，再进入大肠。这样使消化、吸收能一站一站地不断进行，直到吸收完毕，将食物残渣推到直肠形成粪便，最后由肛门排出体外。

化学性消化是通过消化液的化学作用实现的，对于把大分子变成小分子这一分解过程来说，化学性消化是主要的。消化液除上面提到的唾液、胆汁和胰液外，胃黏膜还分泌胃液，小肠黏膜分泌肠液。各种消化液中都含有酶，酶是一种催化剂。催化剂可以大大促进食物化学反应的速度，而酶的催化效率比一般化学上应用的普通催化剂要高 1000 万倍以上，又有生物催化剂之称。同时酶的特异性很高，一种酶只能对一种物质有催化作用，比如蔗糖酶只能水解蔗糖，而不能水解蛋白质。唾液含有淀粉酶，可以把食物中的淀粉分解成麦芽糖，因此，吃饼干多嚼一会儿会觉得发甜。

细嚼慢咽有好处，可以使食物中淀粉在口腔内多消化一些。唾液中还含有一种溶菌酶，具有一定的杀菌作用。胃液含有胃蛋白酶，可以将食物的蛋白质水解成为结构简单的中间物质。胃液中含有盐酸，浓度可达 0.4%~0.5%，其作用是消灭食物中存在的大部分细菌，并激活胃蛋白酶，使之能够发挥消化作用，还可以提供一个胃蛋白酶能够发挥作用的酸性环境。因此，在应用胃蛋白酶治疗疾病时，需要同时服稀盐酸。

胃液分泌量很大，24 小时内竟有 2500 毫升。胆汁中没有消化酶，但其中的胆汁酸盐是一种乳化剂，可以使食物中所含脂肪乳化，容易被酶水解。胰液中的酶很丰富，有胰淀粉酶、胰蛋白酶、胰肽酶、胰脂肪酶。在小肠内，通过上述多种酶的作用，最终分解为葡萄糖。

孩子的消化系统不同于成人

孩子的消化系统与成人有很多不同之处，最突出的一点是孩子需要不断生长发育，需要的营养物质相对比成人多，这就要求消化系统有较高的工作效率。但儿童神经系统和其他各系统也处于生长发育时期，生理功能尚不完善，这就造成生理功能和机体需要不相适应。

消化液的分泌也是随着年龄的增长而变化的。食物以乳类为主时，胃液中的蛋白酶及脂肪酶均较发达，这样很适宜消化乳类。以后随着食物种类的增加以及乳牙萌出，消化液也发生了相应的变化，消化碳水化合物的淀粉酶开始增加，特别是在唾液中出现，而且消化液的杀菌能力也增强了，如唾液中出现小量能杀菌的硫氰酸钾及硫氰酸钠，同时胃液酸度也增加，酸性的环境使细菌不能生长，在食物种类复杂的情况下，为了防止细菌的侵入，消化液的这些变化对身体是非常有利的。

小宝宝肠道长度与身高的比例是超过成人的，小肠与大肠的比例也超过成人。新生儿小肠与大肠比例为 6:1，婴儿为 5:1，成人则为 4:1，这样可以增加肠道消化和吸收食物面积，以满足宝宝生长发育的需要。小肠壁薄，肌肉层少，因此容易胀气，婴儿的肚子一般都是膨隆的，这也是正常现象。小肠黏膜脆弱，肠液中大多数酶含量较低，对完成消化吸收功能不利。婴儿肠道运动较强，所以排便次数较多。同时由于神经功能不完善，肠道运动功能和分泌消化液的功能极易受外界影响，造成对食物的消化不良或腹泻。

儿童消化系统以外的全身性疾病，比如感冒、肺炎和其他传染病，都容易影响孩子的消化功能，造成食欲不好、呕吐或腹泻，有时这些表现在原发疾病恢复后的一段时间才能恢复。

食物的吸收主要在小肠内进行，胃的吸收能力很弱，而大肠也只能将食物残渣中水分、无机盐和极少量营养物质进一步吸收。小肠约占整个消化道长度的 2/3~3/4。小肠黏膜表面有无数微小突起，叫绒毛，这些绒毛大大增加了小肠与食物的接触面积。绒毛上面血管和淋巴管十分丰富，特别有利于食物中养料的吸收。

从食物中分解出来的葡萄糖、果糖、氨基酸、脂肪酸和甘油等，都可以被小肠绒毛吸收。其他营养成分，如维生素、无机盐和水分，可以不经消化而直接被小肠吸收。被吸收的营养物质大部分随血液进入肝脏，经过加工制作，供给人体各部分的需要。一些不能吸收的食物残渣，被推入大肠。

大肠本身并不具备消化功能，仅仅能吸收少量水分和其他营养物质。在正常情况下，大肠中有很多细菌，能使食物残渣腐败和发酵。腐败过程中可能产生一些对人体有害的产物，因此，几天不大便会引起不适。

肠道并非整个都是无菌的，一般在十二指肠以下，特别在肠内寄生着大量大肠杆菌。正常情况下这些细菌不但不危害人类，而且是我们不可缺少的好朋友。它们可以合成生长发育必需的维生素，如维生素 K、维生素 B，这些维生素可经大肠吸收，对人体有重要作用。而且由于杆菌的存在，还抑制了其他致病菌及霉菌的生长。如果滥用抗生素，大量杀死这些有益的细菌，反而会使其他致病菌繁殖起来，造成严重的疾病，这就使正常菌群紊乱。

呕吐是指胃和小肠内容物通过食道反流到口腔，最后排出体外的一系列动作。呕吐由各种可引起呕吐的刺激通过神经传入大脑，大脑发出命令，再通过神经传入有关器官而发生唾液分泌增多，小肠反蠕动，胃幽门部收缩，贲门（入口）及食道舒张，同时产生用力吸气，隔和腹肌收缩，以增加腹腔压力，使食物从腹腔内的胃到达胸腔的食道，最后通过口腔，吐出体外。

呕吐是孩子很常见的症状。婴儿吃奶后容易吐几口奶，这叫溢乳，就是平常说的漾奶，一般都是生理现象，不是病。婴儿溢乳与其消化道解剖及生理特点有关。大一点儿的孩子和成人的胃一样呈垂直位，像一个底向上略带倾斜的口袋。上部叫胃底，成圆隆状，即贲门。当有气体存在时，可在该部位存留，不致因为气体溢出胃部而带出食物，造成呕吐。而小宝宝的胃呈水平位，胃底平直，缺乏圆隆部分。当胃内有气体存在时，由于气体轻，上升到胃底部，便会从贲门溢出，同时带出一些奶。

发生呕吐的原因很多，最常见的呕吐，特别是 3 岁以下的婴幼儿，大多数是由于喂养不当所致。如喂奶无定时，有时吃得太多，有时又不够，使胃的运动缺乏规律性。特别是喂奶前后哭闹，乳头眼太大，吃奶时吸进大量空气，当空气由胃向上逸出时，就把奶带出来，造成呕吐。所以，小宝宝呕吐先要在喂养方法上找原因，如果纠正了缺点，呕吐停止，那就说明呕吐是喂养不当引起的。

如果仍吐，应考虑是否有消化道的异常。最常见的是胃扭转，就是胃这个"口袋"翻了个儿，底朝上，口朝下。如果让孩子吞一口钡糊（造影剂）在 X 光透视下就能看到这种现象。治疗的方法很简单，就是喂奶时不要躺着，而是取立位，这样就能使扭转的胃逐渐恢复正常位置，呕吐也就停止了。

还有一种叫贲门松弛。胃的入口，接食道的贲门和接肠的出口幽门，这两个口都有环形肌肉，控制有规律的开关，使食物定时通过。当入口贲门的肌肉松弛时，胃的蠕动可能使食物从这里逸出，引起呕吐。这种病也可在 X 光透视下用钡剂造影确诊。治疗的方法是把奶加稠，减少流动性，防止上逸，松弛的贲门会随年龄的增长逐渐恢复紧张度。

成年人的胃由于直立的关系，呈鱼钩状，而婴幼儿还未站立，胃呈横位，像个倒放的口袋，内容物很容易流出来。所以孩子感冒时也会呕吐，如果扁桃腺发炎刺激咽部，呕吐会更明显。孩子的神经系统不成熟，有的孩子一感冒就呕吐不止，甚至发生脱水，这叫再发性呕吐或神经性呕吐。这种情况只要预防及治疗感冒就行了，发生脱水则应及时给予补液治疗。

呕吐伴有腹疼、发烧、精神不好，甚至抽风，还要考虑急性阑尾炎、肠梗阻等急腹症及脑膜炎，前者需要手术，后者需要做腰穿确诊住院治疗。

呕吐时要注意采取侧卧，以免呕吐物吸入气管发生窒息。呕吐不重，可少量多次喂水，以补充水分。饮水要热的或稍凉的，不要饮温水，温水容易引起呕吐。如果有脱水现象，应及时补液治疗。

经常流口水是病吗

口水是由唾液腺分泌的唾液。人体的唾液腺主要包括舌下腺、颌下腺及腮腺，分泌的唾液都是通过细小的管道直接排到口腔内。唾液具有湿润口腔、溶解食物和便于吞咽的作用。唾液中含有淀粉酶，可消化食物中的碳水化合物。唾液还有清除口腔内残余食物、脱落上皮及异物，从而保护口腔清洁的作用。唾液中还含有溶菌酶，具有杀菌作用，防止口腔内细菌的生长和繁殖。

唾液对于人体是一种不可缺少的生理物质。唾液分泌的调节靠口腔内局部刺激，比如食物和其他物质的机械的、化学的和温度的刺激都可由神经将冲动传入大脑，引起唾液分泌。靠中枢反射性，看到食物的形状，闻到食物的气味，甚至想到食物时，都能引起唾液分泌。

刚出生的新生儿，由于中枢神经系统和唾液分泌的功能不完善，唾液量分泌很少，口腔黏膜偏干。出生3~4个月后，婴儿的神经系统和唾液腺发育已逐渐完善，唾液分泌量有所增加，但这时吞咽唾液的能力尚未形成，因而常流口水，形成生理性流涎。6~7个月以后的婴儿，由于出牙对口腔内神经的刺激，造成唾液大量增加。这时流的口水更多，因而流口水是一种正常生理状态，不是病态。等到婴儿逐渐长大，在2~3岁时，吞咽功能及中枢神经系统进一步完善，一般就不会流口水了。

当婴儿发烧或患其他全身性疾病时，流口水会减少和消失，疾病痊愈，就会照样流口水。在发生口腔炎和添加浓厚味道的辅食时，唾液分泌会进一步增加，口水也就会增多。

　　婴儿唾液常为酸性，还含有一些消化酶和其他物质，因此，对皮肤有刺激。唾液经常浸泡下颌到颈部的皮肤，会使皮肤局部发红，轻度肿胀，甚至糜烂、脱皮。对于经常流口水的孩子，应该用温水清洗下颌，然后涂抹些油脂，以保护皮肤。给孩子用的纸巾、小手绢应柔软一些，擦时不能用力，以免损伤皮肤。

霉菌与鹅口疮

鹅口疮是婴儿常见的口腔疾病，俗称白口糊。看上去就像在口腔黏膜上撒布了一层乳白色细米糖糊一样，又像在黏膜上覆盖了凝结的奶块。鹅口疮是白色念珠菌引起的，是一种霉菌感染。这些丛生的白色念珠菌与脱落的口腔黏膜上皮混合在一起，附着在口腔黏膜上，量少时就是外形不规则的白色斑块，斑块增多后就会融合成片，形成一个绒状的膜，不容易擦掉，勉强擦去就会露出红色的糜烂面。

引起鹅口疮的最常见原因是由不清洁的奶头所感染的。妈妈的乳头上或奶瓶的奶嘴上有白色念珠菌，就会感染到婴儿口腔而引起鹅口疮。长期使用抗生素，也会引起鹅口疮。口腔内有许多微生物，各种微生物之间也互相影响，如细菌的一些新陈代谢产物就妨碍霉菌生长。因此，口腔内如果有少量白色念珠菌，就会因为细菌的存在而不致引起鹅口疮。但在大量使用抗生素时，口腔内的细菌减少，妨碍白色念珠菌繁殖的作用被破坏了，白色念珠菌就大量繁殖，引起鹅口疮。

宝宝患鹅口疮一般没有多大痛苦，但也有蔓延到咽喉、食道或呼吸道而造成吞咽困难或呼吸困难的。鹅口疮由于是霉菌感染，所以局部用制霉菌素效果最佳，直接杀灭霉菌，鹅口疮会很快治愈。如果没有现成的制剂，可以用制霉菌素口服片剂碾碎后化水制成。如果孩子已经服用较长时间的抗生素，此时应尽早停用，用以扶植口腔内正常菌群，抑制霉菌繁殖。

一些孩子有时会说肚子疼，但过一会儿又不疼了。这样的孩子大多数都会伴有吃饭不好、挑食、面黄肌瘦等症状，一般家长会很容易联想到孩子肚子里有虫子，也就是蛔虫症。但吃过驱虫药之后也没见有虫子打下来，腹疼也没见好转。其实现在种菜都施化肥，过去施粪肥才有可能传播蛔虫卵，所以蛔虫症现在已经很少见了。还有的家长会认为是孩子不愿去幼儿园装病的，孩子一般情况下是不会装病的，他们的主诉大多还是真实的。

肚子疼的厉害了或发作频繁了，妈妈们就会带着去看病，门诊时这样的孩子还真不少。做B超、验血，甚至做胃镜，各种检查做了一遍都没发现问题，最后医生告诉你是肠痉挛。

胃肠肌肉发生剧烈的收缩，导致的疼痛就是肠痉挛，俗话说肠子抽筋了。肠痉挛时，孩子感到一阵腹疼，但很快就会松解，也不会对孩子产生什么不良影响。小一点儿的宝宝不会说话，表现为阵发性哭闹，特别是在夜里，看似无缘无故，一哭哭半天怎么哄都不行，让家长们很是焦虑。这种情况下可以用热水袋给宝宝的腹部做热敷，注意热水袋要用毛巾包好，避免烫伤皮肤，再配合按摩腹部，一般疼痛是可以暂时缓解的。

如果是大一点儿的孩子，你问家长，孩子夜里睡觉老实吗？多数家长会告诉你，可不老实了，一会儿头冲这儿，一会儿头冲那儿，甚至满床转圈儿，有时还趴着睡，总之是不断变换各种姿势，有时还会大声叫唤或说梦话。其实，以上也是肠痉挛导致的，"胃不和则夜不安"。

经常肚子疼可能是肠痉挛

孩子睡不好觉，有的会眼圈儿发黑，有的会眼睛下面发青。还有的小朋友面色发黄，经常会觉得没劲儿，四肢乏力，脸颊上还会有隐隐约约的白斑，还以为是皮肤病。这些症状都属于中医脾胃不和的范畴。通过中药调理，是可以治好的。

记得有一次出门诊，刚看完诊的宝宝和家长还没出门，随着我女儿的叫号声冲进来一位妈妈，"刘大夫，太感谢您了！"我看着她和跟着进来的小姑娘，嗯，看着眼熟，应该是上周来过的。果然，妈妈继续说，"然然，快谢谢爷爷和阿姨！刘大夫，多亏了您，我们去儿童医院看了六七次了也没看好。""谢谢爷爷、阿姨！"小姑娘很乖巧。我接过病历本，然然 8 岁，上周由于腹痛 2 月余前来看诊。

"怎么样？吃了药好点儿了吗？"我问。

"要不说谢谢您呢，这星期孩子好多了，肚子不怎么疼了，然然，你自己跟爷爷说。"妈妈答道。

"爷爷，我这周肚子没怎么疼，就是偶尔有过一两次还稍微有点儿疼，但也比原来好多了。"然然说。

"刘大夫，我们去儿童医院好多次了，各种检查做了一遍，什么问题都没有，就说是有点儿肠痉挛，开的药吃了不见好，孩子还是疼呀，真不知道该怎么办了。也是一个朋友介绍让我找您的，说您特好。上周我们不是来了吗，您开的药，我们吃了一周，孩子还真是好多了。以前大便干燥，这星期大便也不那么干了。真是谢谢您！"

"我也是儿童医院的大夫呀，只是现在退休了，其实我们医院的中医科就挺好的，也专治这种病。"我笑着答道。

然然就是典型的肠痉挛，中医诊断脾胃不和。她8岁了，平时有些挑食，多数情况下吃得很少，但碰到喜欢吃的东西又吃个没完，爱吃冷饮和甜食。这次发病是两个月前，吃了冰淇淋后感觉肚子疼的。开始疼得还挺厉害，妈妈吓得够呛，赶紧带到医院去检查，但各项检查结果都没问题，然然的肚子好像也不疼了。回家没过多久又疼起来了，妈妈怕有什么问题没查出来，就又去医院了，这么反反复复好几次，虽说没有查出问题，但这总是疼也不是个事儿呀。

上周来看诊时然然面色发黄，看上去有气无力的。我让然然给我指指哪儿疼，她指着肚脐周围。我照例对然然的腹部进行了触诊。一边按一边观察然然的反应，同时问她这里疼不疼？这里疼不疼？……孩子对疼痛的定位能力都不强，你问他们肚子疼在哪儿，大多都会指肚脐周围。这就需要医生检查时细心观察，疼痛的部位不用说，按下去孩子马上会躲闪，并伴有痛苦的表情，不会假装，也不会忍着。

但肠痉挛的腹痛特点是：疼起来有时会很厉害，不疼时孩子跟没事儿人一样。所以有时家长会怀疑孩子到底是真疼呢还是装疼呢？还有的家长会忽略孩子的表述。见到脾胃不和的小朋友，通常我会问家长，孩子有时候会不会说肚子疼？很多妈妈表示孩子说过，但她们以为孩子是给自己找借口，因为过一会儿又没事儿了，所以并没有意识到他们是真的肚子疼。其实，孩子一般不会掩盖病情，只是疼痛的轻重程度不同，缓解的时间长短不同。

检查完，我又询问了然然平时的饮食、睡眠、排便等情况。

然然有时还会打嗝，有时还有干呕的症状，综合孩子的舌苔、脉象，我给然然开了一周调理脾胃的中药。我的女儿向然然妈详细解释了煎药方法和服药注意事项。这一剂调理脾胃的中药煎煮时间上跟其他的中药有所不同，煎药时间不能过长，15分钟即可，有些芳香的中药煎煮时间长了药效就没有了。另外，服药时间也要注意，如果是饭前，一定要在至少半小时以前服药，孩子本来胃口就小，如果吃完药马上吃饭，饱腹感会影响吃饭。

就这样，然然回去吃了一周的中药，腹痛明显减轻了，妈妈也很欣慰。再经过一段时间的调理基本上就可以痊愈了。

孩子肚子疼的病因是复杂的，有些原因尽管是少数，但是后果都比较严重，不能漏掉。各种急腹症，比如急性阑尾类、急性腹膜炎、急性胰腺炎等，这些腹疼多发生于 24 小时之内，如果不及时治疗会有危险。这些病发病都很急剧，疼痛不可能很快缓解，有时会伴有呕吐、发烧，比较容易引起家长的注意，这类患儿要及时到医院就诊。小儿急性阑尾炎发展很快，超过 24 小时即可发生阑尾穿孔，继发局部腹膜炎。

超过 3 天的腹痛，孩子一般状况良好，就不考虑急腹症了。许多孩子感冒发高烧，同时伴有腹痛，考虑为肠系膜淋巴结炎。这时，只要治疗感冒发烧就行了，腹痛会随着感冒的治愈而消失。

家长朋友们要注意了：孩子腹痛应当找医生看病，特别是 24 小时之内突然发生的急性腹痛更要到医院就诊，必要时做一些检查，要紧的是排除那些后果严重的疾病。

特别提醒：24 小时内剧烈腹痛要警惕急腹症

腹泻

一一是个 9 个月大的男孩儿，来看诊时已经腹泻了 10 多天了，妈妈很着急，又一脸的无辜。原本是要到儿童医院眼科做通泪道手术的，谁成想手术还没做，就感染了腹泻。

半个月前，妈妈发现一一的眼睛总是有眼屎，就带一一到儿童医院去看病，结果诊断泪道堵了，需要手术通泪道。医生开了术前的化验、检查，准备安排手术。可是，回家后一一就开始拉肚子了，严重时一天拉八九次，每次都像水一样。手术暂时不能做了，得先把腹泻治好。没想到这一拉就是 10 天，开始的几天还有些低烧。现在虽然不烧了，但每天的大便还是水样的，来之前还拉过两次。

孩子明显的面色无华，前囟门有些凹陷。妈妈说体重减轻了不少，每天只能喝些小米汤，好在孩子吐得不是很厉害。我给孩子开了一副汤药，里面只有简单的七八味中药，让一一妈回去就赶紧给孩子煮了，趁热服用。为防止孩子吐药，每天可以多喂几次，少量频服。并嘱咐妈妈即使喝了药吐了也没关系，过一会儿再喂。煮好的药里面可以放少量糖，一方面让药不那么难喝，另一方面可以补充糖分，增加热量。

第二天一大早，我女儿就接到了一一妈的电话，她兴奋地说，昨晚就吃了一次药，一夜没拉，今天早晨大便就成型了！问还要不要继续吃药。女儿告诉她，还是要把开的药都吃了，另外再喝一天小米汤观察，如果不再拉了，明天可以开始吃饭，但也要以清淡好消化的半流食为主，循序渐进，让受损的肠道慢慢恢复。

　　像一一这样的病例在门诊中还是很常见的。现在的腹泻多数也是由病毒感染引起的，其中90%以上为轮状病毒。轮状病毒是比大肠杆菌小得多的微生物。大肠杆菌在一般显微镜下可见到，而轮状病毒需要在电子显微镜下才能观察到。轮状病毒呈车轮状，是一种遍及世界的病毒。我国20世纪五六十年代大肠杆菌肠炎占主要地位，70年代后病毒腹泻大增，取代了大肠杆菌肠炎。目前其发病率已在婴儿腹泻中占首位。腹泻主要通过消化道直接传播，急性患者每克粪便中含有轮状病毒多达几十万。

　　腹泻好发生在2岁以下婴儿，6个月至1岁是发病高峰年龄，一一正是处在这个年龄段，患儿中胖孩子比较多。发病集中在秋末冬初，一般从每年九月至第二年的1月份，因此，也称为秋季腹泻。华北地区11月上旬达到高峰，东北地区发病及高峰时间提前1个月。

　　腹泻的主要症状是大便次数增多，每日几次到数十次，外观呈稀便，蛋花样或水样。大便颜色可为黄色、绿色或茶色。有部分患儿大便呈牛奶白色，无特殊腥臭味。化验检查可发现脂肪球及少量白细胞，细菌培养阴性，电子显微镜下可发现轮状病毒。有时伴有呕吐，发热，体温可达39℃，多数患病宝宝精神烦躁，有时伴有呼吸道症状，比如轻微咳嗽，流鼻涕，咽部充血，少数宝宝会发生脱水。

　　腹泻是由于小肠黏膜病变直接影响水分吸收，还由于肠腔渗透压力的改变使血液中部分水分向肠腔转移，最后由大便排出，使身体丢失大量水分。如果水分的丢失使身体不能承受、无法代偿，就会发生一系列身体功能紊乱，这就是脱水。为了防止脱水，要及时补充水及盐分，因为脱水主要是丢失水、钠盐、钾盐等。所以，给孩子饮水不要喝白水，水中应加少许糖、盐，达到补充钠、氯和供给一定热量的目的。

秋季腹泻常呈暴发式流行。流行期间尽量不要带孩子去公共场所。不少孩子是因为发烧或咳嗽到大医院去看病，结果发烧、咳嗽没好，却开始又吐又泻，这就可能是交叉感染了。一般孩子的腹泻在家里就可以治好，主要使"劳累过度"的消化系统得到休息，最好的办法就是调整饮食，进食最好只吃奶或好消化的食物。中医认为小米属热性，对虚寒性腹泻有治疗作用。胃肠道的彻底"休息"可以达到任何药物起不到的作用，同时要注意补充水分。

秋季腹泻和其他病毒病一样，是自限性疾病，病程 3~14 天，平均 5~7 天可自愈，抗生素无任何治疗作用。但如果腹泻严重或迁延不愈，影响了孩子的生长发育，就应当考虑中药治疗。根据我们的研究发现，孩子的腹泻中脾胃虚寒占绝大多数，也有少部分是因热引起的腹泻，辨证用药往往可以达到立即止泻的效果。

另外需要注意的是生理性腹泻。如果孩子大便次数多，大便性质好，就不能说是腹泻。有些孩子出生后大便次数就多，但不影响食欲及体重增长，这叫生理性腹泻，不属疾病范畴。孩子突然大便次数增多，主要是大便性质变坏，出现水便，这才叫腹泻。

便秘

便秘

便秘主要看大便是否干燥，有的孩子大便如干球状，好像"羊粪蛋"，掉到便盆里会响，可见它有多硬。伴随着的是不能每天大便，有时两三天甚至六七天一次，孩子根本没有便意，有时必须使用开塞露才能排便。由于便干，有时会把肛门撑破，形成肛裂而出血。孩子因此对排便产生恐惧心理，甚至不想吃饭，如此形成恶性循环，越不吃大便越干。孩子痛苦，家长也非常着急。

造成便秘的原因大致有三个方面：

一是吃得少

小婴儿吃奶量不够，特别是吃奶粉的宝宝，奶中糖量不足，可造成消化后残渣少，大便量就少；大一点儿的孩子，由于脾胃不和，没食欲，吃得少自然大便就少，粪便在肠内停留时间长，水分被充分吸收后变得干硬，排出困难。

二是吃得不适当

如果饮食中蛋白质含量过高，会使大便呈碱性、干燥、排便次数减少；食物中含钙多也会引起便秘，比如牛奶含钙比母乳多，因此，牛奶喂养会比母乳喂养的宝宝发生便秘的机会多。

三是缺乏有规律的排便习惯

由于生活习惯的不规律或缺乏定时排便的训练，都会发生便秘。

针对病因来治疗往往会事半功倍。吃得少的小婴儿可以适当增加奶量，特别是可以在奶中加糖，一来口感好，宝宝爱吃，二来因为适量的糖可以在肠道内部发酵，刺激肠蠕动，有助于通便。还要在日常喂养中增加润肠的辅食，如菜水、橘子汁、苹果汁、番茄汁等。大孩子如果是脾胃不和造成的长期没食欲、挑食、吃得少，就需要中药治疗了，要让孩子的肠胃运动起来，就会有饥饿感。吃得多了，再加上注意饮食结构，减少蛋白质类饮食，增加五谷杂粮类食物，多吃粗纤维的蔬菜，比如韭菜、芹菜、白薯等，就会缓解便秘。养成定时排便的好习惯，选择相对固定的时间每天让孩子定时去排便，有没有便意都要去试试，慢慢就会养成定时排便的习惯。

治疗孩子的便秘不可操之过急，习惯的养成是需要时间的。不要让孩子有精神压力，不要把排便当成一种负担，不建议给孩子使用泻药，可能暂时缓解，但不吃又恢复原状。长期使用泻药或开塞露，会使肠道的自主运动功能减退，加重便秘。这时候可以考虑中药治疗，一般我会以调理脾胃为主，不用泻药，选用芳香行气、醒脾的药物，使孩子的肠胃自己运动起来，再配合饮食和生活制度的培养，一般都可以收到很好的效果。

第六章

药，
用对了
才是好药

　　孩子生病了，看西医还是看中医？吃西药还是吃中药？这个问题困扰着许多家长。中医、西医是两种完全不同的理论体系，但共同的目标都是战胜疾病、守护健康。多年的中医、西医临床工作经验使我有很深的体会。我很清楚地了解各种儿科疾病，什么情况应该接受西医治疗，什么情况服用中药效果好。中医、西医相互取长补短，能使我的小患者尽早缓解病痛、恢复健康。无论中医、西医，只要诊断明确、用药精准，一般常见的疾病都能取得较好的疗效。关键还是要看得的什么病，用的什么药。比如咳嗽，反反复复几个月不好，几副药吃下去一声不咳了，这就是好药！

"都发烧了，都咳嗽了！肯定是有炎症。""拉肚子了，一定是肠炎，吃点儿消炎药压一压"，这是最常听到的一句话。一听说炎症，家长的第一反应就是"消炎"，那就吃消炎药吧，什么"头孢"、"阿奇"，很多都成了家庭的必备药品。有时候孩子吃了几天还真挺管用的，好像病就好了。

大家普遍认为"消炎药"就是抗生素，只要发炎了就需要吃"消炎药"也就是抗生素，认为抗生素可以治疗一切炎症，这种观点正确吗？

不正确，这是一个误区。

我们首先要看炎症是如何引起的。炎症用医学术语讲是一种病理改变。引起炎症的原因有很多种，包括感染性炎症，比如细菌感染、病毒感染、支原体感染等；还有非感染性的炎症。实际上抗生素仅适用于由细菌感染引起的炎症，而对由病毒引起的炎症无效。抗生素也不是直接针对炎症发挥作用，而是针对引起炎症的微生物起到杀灭的作用，引起炎症的微生物消灭掉了，炎症自然也就消了。

常见的感冒、发热大多数是由病毒感染引起的，因此不宜使用抗生素来进行治疗。同时，我们的身体内也存在着大量正常有益的菌群，如果在不必要的时候使用抗生素，这些药物进入体内，会压抑和杀灭人体内有益的菌群，引起菌群失调，反而造成抵抗力下降。

正常情况下，我们身体内含有一定量的正常菌群，它们是生命活动的有益菌，比如：口腔内、肠道内、皮肤上……都含有一定数量的菌群，它们对人体正常的生命活动是有益的，并参与人体内的正常代谢。在身体里有这些有益菌群存在的地方，其他对人体有害的菌群就不容易生存了。而抗生素是不能识别有益菌群还是有害菌群的，如果在不需要抗生素的情况下擅自服用，就是滥用抗生素，造成的结果就是人体内正常的、有益的菌群也被杀死了，无形中帮助了有害菌。它们会在此繁殖，形成"二次感染"，也会导致应用其他抗生素无效。

另外一个误区是，大家认为抗生素可以预防疾病，特别是在反复呼吸道感染又曾经得过肺炎的小朋友中，当宝宝再次被诊断为气管炎或支气管炎时，家长会主动给孩子服用抗生素，或者要求医生给孩子开抗生素，担心会发展成肺炎，先服用抗生素来预防。实际上抗生素仅适用于由细菌和部分其他微生物引起的炎症，抗生素是针对引起炎症的微生物，是杀灭微生物的，没有预防感染的作用。相反，长期使用抗生素会引起细菌耐药。

当人们治疗疾病应用抗生素的同时也锻炼了细菌的耐药能力。这些细菌及微生物再次传染给其他病人的时候，会对原来应用的抗生素产生一定的耐药性。如此反复传播，最终会对这种抗生素不再敏感。也就是说，我们平时有意无意地滥用抗生素，导致的最终结果是人们对于那些耐药的细菌及微生物束手无策，那时将是人类的悲哀。虽然随着科学技术的不断发展，人们新发现的抗生素种类也在逐渐增加，但总有发现赶不上滥用步伐的时候。当细菌和微生物被人类的抗生素锻炼成金刚不坏之身的时候，我们还能用什么呢？

所以家长们一定要高度重视抗生素滥用问题，抗生素是处方药，要在医生的指导下使用，千万不要一听说"炎症"就马上吃消炎药。

但有一种情况也要引起重视，就是矫枉过正。一听到抗生素、激素等就一概拒绝。在明确诊断细菌感染的情况下，比如化脓性扁桃腺炎、化脓性中耳炎等，还是要按时、足量使用抗生素。判断是否使用抗生素，绝不是验血结果白细胞高就是细菌感染、白细胞低就是病毒感染这么简单，要在医生的指导下服用。

抗生素是人类的伟大发明。在抗生素没有被发现之前，威胁人类生命的第一大杀手是细菌感染。自从抗生素的鼻祖——青霉素发明以后近一个世纪，可称为抗生素时代。随着抗生素的不断更新换代，大部分细菌病已甘拜下风，许多细菌感染引起的疾病已销声匿迹，走入穷途末路，取而代之的是病毒感染。

我从医这半个多世纪以来，经历了由抗生素时代到抗病毒时代的转变。很多细菌感染性疾病，像中毒性痢疾、流行性脑膜炎等现在已经非常少见了。如果没有抗生素，这些细菌感染性疾病就无法得到控制，会危及患者生命。在我刚大学毕业的六七十年代，印象最深刻的就是中毒性痢疾和流脑，现在想起来都历历在目，似乎一年到头都在忙着抢救。

那时夏天痢疾多发，冬春季节是流行性脑膜炎的多发季节。到了这些疾病的多发季节，接诊发热的小朋友都是需要留院观察的。像流行性脑膜炎，一开始的症状就是发热，在留观期间医生要定时脱下小朋友的衣服，观察全身的皮肤是否有红疹或出血点。一旦发现需立即刺破皮肤淤点，挤出少许血液及组织液做涂片检查和其他相应的检查，一经确诊，必须马上治疗。儿科疾病的特点是病情发展迅速、变化快。那些年，如果发热的小朋友不留院观察，回家后发现症状再赶到医院，有可能就错过了治疗的最佳时机，会危及孩子的生命。

那些年我在急诊工作，似乎都是在和这些危重疾病作斗争，一刻也不能松懈，一个小小的失误都会造成很

从抗生素时代到抗病毒时代

严重的后果，做儿科医生的压力可想而知。但经验也正是这样一点一滴积累起来的，直到经过多年的临床实践、无数次的磨炼，练就了一双"火眼金睛"。

好在那样的时代已经过去，抗生素的正规使用、免疫接种的发展普及，使大部分细菌感染疾病得到控制、逐渐消失。取而代之的是病毒感染疾病。现在已进入病毒时代，但可以杀死病毒的"抗病毒素"还没有被发现。抗病毒时代还未来到，比如目前一些猖狂肆疟的病毒病——流感、疱疹性咽峡炎、手足口病、诺如、萨斯、寨卡、艾博拉病毒、艾滋病，等等，只能以预防隔离来对付。万幸的是大多数的病毒感染疾病还都是自限性疾病，也就是说，靠人体自身的免疫系统是可以将这些病毒战胜的。

现在的发烧，绝大多数都是由病毒感染引起的。病毒是一种蛋白质颗粒，在电子显微镜下才能看到，它的大小以纳米为单位。它的结构虽然很简单，却具有一切生物所具有的遗传、变异进化的能力。它有很强的寄生性，一遇到身体内的细胞就能吸附上去，侵入细胞，依靠细胞繁殖、复制，然后"破壳而出"，破坏了细胞还产生大量"子子孙孙"，再去搞破坏。

特别是有一些种类的病毒，在感染初期，体温总保持在较高的水平38℃~40℃，波动很小，通常不超过1℃，还很难退，叫稽留热，也是家长最着急的时候。像引起疱疹性咽峡炎的病毒，就有这个特点，孩子会突然发烧，而且一下体温迅速升至39℃~40℃。较小的患儿会伴有哭闹、流口水、拒食，大一点的患儿会不想吃饭，也不愿喝水，再一看，口腔黏膜上、咽部都起了疱疹。再比如幼儿急疹，高烧三天，烧退后全身起红疹，时常伴有腹泻、烦躁等症状，疹子出完了，病也就慢慢好了。好在这样的发热时间不会太长，几天也就慢慢退下来了。还有一种更让人头疼的"双峰热"，烧了几天，好不容易不烧了，两天后又重新烧起来，各种各样的病毒有时就是这样捉弄人。就是这短短的几天，却是挑战父母心理极限的一段最难熬的时期。

病毒感染被称为自限性疾病，也就是说不用药也可自愈。一般情况下最长不超过七天，到第七天烧就退下来了。但幸好这样的病毒不常见，一般的病毒烧个三五天是最普遍的，还有的烧一天体温就正常了。经常会听到妈妈们说，上次烧了两天就不烧了，这次怎么四天了还不退呀！殊不知病毒的种类有很多种，每次感染的病毒可能都不太一样，所以每次的症状也不尽相同。

遇到连烧六七天的情况，家长可真的是要"崩溃"了。想想看，有哪个家长能够眼看着孩子一天一天的发烧，体温不退而不采取措施的。一般前三天就会去一到两次医院，有的甚至每天都要跑一次医院，确诊是病毒感染引起的发热，拿了药回家吃。吃了三天烧还是不退，第四、第五天的治疗就升级了，输液吧，输了两三天烧退了，噢，一看还是输液管用，下次发烧还得输液。其实，这也是个误区，病毒感染引起的发热在多数情况下，退烧的来临往往就在再坚持一下当中。

我经常给家长们讲"五个馒头的故事"。人在饿了的时候开始吃馒头，吃第一个没饱，再吃一个吧，还是没饱。连着吃了四个都没饱，开始抱怨这馒头怎么不解饿呢？等吃到第五个的时候终于饱了，还是这第五个馒头最管用、最顶事儿，下次我就直接要这第五个馒头吃。

这个比喻也许不是很恰当，听起来好像也挺可笑的，但仔细想想这是真事儿。在宝宝生病妈妈着急的时候，是不是有过想要"第五个馒头"的情况？门诊时常听到家长们对医生说，大夫，您就给我开那个药吧，上次我们孩子生病就是吃那个药好的，吃了好几天别的药都不管用；还有的说，大夫您就给我们输液吧，上次就是输了液才退烧的。说到这里，肯定有宝妈"躺枪"了吧。

> 输液只是一种给药的形式，不要只迷信这种给药形式而忽略了真实的内容，输液时用的什么药才是关键。绝大部分输进血管里的药都是抗生素，用它来治疗的又绝大多数是病毒感染。前面我们讲过了，用抗生素来治疗病毒是无效的，是在滥用抗生素。

输液只是一种给药途径

人们通常认为输液是高级别的，甚至是最高形式的治疗方法，这是一个错误的观念。但这种想法似乎还很普遍，经常听到大家在形容患病的严重程度时说，"感冒、发烧很严重，吃药都不管用了，都去医院输液了！"

不论孩子还是大人，一旦高烧不退或咳嗽不止，许多人就会想到去医院输液，觉得这样治疗就算到头了，好像入了保险箱，万无一失。输上液就放心了，要不，还能怎么办呢？可能这就是为什么人们都"迷信"输液，为什么我国成为世界上首屈一指的输液大国的原因之一吧。

输液只是一种给药的形式，不要只迷信这种给药形式而忽略了真实的内容，输液时用的什么药才是关键。绝大部分输进血管里的药都是抗生素，用它来治疗的又绝大多数是病毒感染。前面我们讲过了，用抗生素来治疗病毒是无效的，是在滥用抗生素。

医生在选择给药途径时的原则是，根据病情能口服的就不注射，可以皮下或肌肉注射的就不静脉注射。大多数疾病，除急救需要静脉用药外，打针和吃药产生的疗效只相差一两个小时，对一般病患来说不至于产生很大影响。有时口服药的疗效还胜过针剂，譬如胃肠道疾病，胃药留在胃部中和胃酸，泻药与止泻药留在肠部才可发挥效用。

只有在危、重、急或无法使用口服药的情况下，比如呕吐、吞咽障碍或不被胃肠吸收等，才选择打针或静脉注射方式。正确选择输液方式就能起到治疗抢救的作用，比如急性喉炎、喘息性气管炎。患这两种急症的小朋友，严重情况下会发生喘憋、呼吸困难。急性喉炎是宝宝的喉头发生水肿，导致吸气性呼吸困难；喘息性气管炎是小气管发生痉挛，造成呼气性呼吸困难。这时使用的药物除了抗生素以外还有救命的激素，输液使药物尽快到达病变的喉部声带或痉挛的气管平滑肌，从而立刻缓解喘憋的症状。因此，是否需要输液，要由医生根据患病宝宝的具体情况来决定。

许多妈妈高估了激素药膏的副作用，宁肯让孩子扛着或相信一些偏方，也不愿意选用含激素的药膏来减轻孩子的痛苦，致使开始很容易控制的小面积湿疹，慢慢拖成了大面积，难以控制。由于担心湿疹复发而限制饮食，这也不让吃、那也不能吃，影响孩子的生长发育就得不偿失了。我经常跟家长说，湿疹是可防可治的，但营养不良、脾胃不和、发育缓慢可就需要时间来调理了。

一位 6 岁多的小姑娘，由妈妈带着来看病，从坐下就开始不停地动，一会儿挠挠手一会儿抓抓腿。妈妈说，孩子是湿疹，小时候就有，这些年一直在看病、吃药、抹药，就是不能断根儿。我先查看了孩子身上的疹子，主要集中在后背、四肢，脸上、脖子上也有一些。可以看出有些已经痊愈还留有痕迹，部分疹子连成小片微微发红，还有少数破溃结痂，手臂上、小腿上有的皮肤已经有些增生变厚了。

我问孩子妈妈这些年都是怎么治疗的？妈妈告诉我，孩子小的时候就开始长湿疹，去医院看，医生给开的药膏都是含激素的。妈妈回家上网查了，看到网上说激素副作用大，不能给孩子用，特别是女孩子。于是就尝试各种自认为是安全、无副作用的方法，开始时湿疹面积不大很快好了一些，但也是时好时坏。

快两岁那年，有一次湿疹比较严重，实在没办法了，

湿疹反复难缠，治疗并不复杂

妈妈试着用了激素药膏，还真见效，没几天湿疹就都下去了。但好景不长，几周后背部、胳膊上又开始起疹子了，这回妈妈坚决不再用激素了，怕副作用会影响孩子的发育。就这样，开始只是零星少量的疹子，有时会很痒，孩子忍不住抓挠，越抓越痒，有的疹子就抓破了，愈合起来需要更长的时间。妈妈想尽了各种办法，各种偏方都试过，有时有效、有时又会加重。抓破的刚刚长好，新的又起了，反反复复，孩子、大人都很苦恼。

妈妈说，"孩子夜里痒得难忍，我就起来帮她一起挠。饮食方面我们已经很注意了，过敏原也测过了，孩子对鸡蛋、牛奶过敏，从查出来那一天开始就没再吃过，鱼、虾更是不敢吃了。可总是不好，我都快愁死了！"

再看看小姑娘，面色晦暗，身体消瘦，明显营养不良。

湿疹真的这么难治吗？激素药膏真的这么可怕吗？

其实，湿疹的治疗并不复杂，也很简单，关键是要用对药。大家都知道，平常用药的原则是"能吃药不打针，能打针不输液"。还有一个原则就是"能外用不口服"。

湿疹好发于5岁以下的宝宝，也是幼儿时期最常见的皮肤病之一。家长要做好和湿疹打持久战的心理准备。精神紧张也是诱发湿疹的原因之一，所以妈妈的情绪对宝宝影响很大，要平和地面对，不给孩子造成精神压力。发病时用对药，平时做好预防护理，随着年龄的增长就不会反复发作了。

接受正规的外用激素药治疗，不会有严重的不良反应。许多妈妈高估了激素药膏的副作用，宁肯让孩子扛着或相信一些偏方，也不愿意选用含激素的药膏来减轻孩子的痛苦，致使开始很容易控制的小面积湿疹，慢慢拖成了大面积，难以控制。前文提到的小姑娘就是这样的例子。

通俗地讲，湿疹是一种过敏反应。对于致敏源，正常的宝宝没反应，湿疹宝宝的免疫系统就会有反应。还记得我在讲抵抗力时提到过，免疫系统功能不是越高越好，平衡才健康。湿疹是免疫功能亢进的表现，而激素是免疫抑制剂，可以打断这种亢进的免疫反应，使之恢复平衡。

关于过敏原问题，食物过敏只是一方面原因。由于担心湿疹复发而限制饮食，这也不让吃、那也不能吃，影响孩子的生长发育就得不偿失了。我经常跟家长说，湿疹是可防可治的，但营养不良、脾胃不和、发育缓慢可就需要时间来调理了。

中医可以治疗湿疹，但对于婴幼儿中轻度湿疹，我还是建议外用激素药膏，见效快，使用方便，很快使孩子解除病痛，何乐而不为呢！能抹药解决的问题为什么要吃药呢？但是，对于重度、难治的湿疹，可以中药、西药同时治疗。中医认为湿疹是体内有湿热的表现，辨证施治，配合口服外洗也可以让孩子缓解病痛，尽快康复。

治咳嗽，中药有独特的招儿

毛毛妈带孩子来看诊时告诉我，她是在网上看到了一位妈妈发的帖子，说孩子咳嗽总是不好，夜里也咳嗽影响休息，吃了我开的中药，晚上睡前喂了30毫升，一整夜安安静静的，妈妈的眼泪唰地就流下来了。她赶紧带着毛毛来找我了。

毛毛是个3岁多的男孩，从上幼儿园这3个月来咳嗽就没好过，反反复复。刚上幼儿园时发过一次烧，烧了三天，退烧后就开始咳嗽。这期间没少看病、吃药，说着妈妈从包里拿出一堆药，有中成药也有西药，还有抗生素、"抗病毒"的药、提高免疫力的药，全了！做过雾化，还输过5天液。各种偏方也试过，不能说没好，有时咳嗽缓解了几天，但过几天又会加重。特别是夜里的咳嗽，大人、孩子都不得休息。

毛毛的情况很普遍，咳嗽就是这么烦人，反反复复。前面我们讲过，咳嗽是人体自身的保护性反射。在呼吸道有异物需要清理时，就会咳嗽。所以，治疗咳嗽不能一味地镇咳，关键是要化痰，痰没有了，自然就不咳了。

中医在治疗咳嗽方面游刃有余，辨证准确、用药得当，无论是新病咳嗽，还是长期的反复咳嗽，或者喘咳，都有比较好的疗效。有时候，有的妈妈在吃药后会向我反映："刘大夫，怎么孩子吃了药反而咳嗽得厉害了呢，还吐了？"其实，不是病情加重了，而是咳嗽快好了，这时候的咳嗽一般都是有痰的咳嗽。必须把这些痰都咳出来，呼吸道干净舒畅了，咳嗽才会停止。

大多数孩子不会吐痰，有痰咳上来就咽到胃里了，胃里聚积的痰多了，咳嗽时咽部受到刺激，再加上孩子的胃比较浅就会发生呕吐，其实这是在吐痰。没有吐出来的痰，会随着大便排出，所以孩子的大便也会发黏。经过这样的过程，孩子的咳嗽很快就好了。

　　我们多年的临床观察和研究，依靠众多名老中医传承的经验，包括咳嗽在内的许多儿科常见疾病，中药的疗效都是很好的。北京儿童医院自己研制的制剂一直沿用至今，如肺炎合剂、远志杏仁合剂、清解合剂、青紫合剂等。

另外，还有一些病比如脾胃不和，孩子表现为不爱吃饭、面黄肌瘦、眼下发青、呃逆、干呕、时常肚子疼、便秘、大便不成形、完谷不化、睡觉不老实、趴着睡、转圈睡、夜啼，等等，我都会建议中药治疗。

新新就是个典型的病例。出生时体重7斤多，快两岁了体重还不到20斤，姥姥带着来看病，说一岁这一年就没怎么长体重，什么都不爱吃。中药也没少吃，消积的、化食的效果都不好。姥姥埋怨妈妈照顾孩子不经心，情急之下把孩子接到身边亲自带着，变换花样地做各种好吃的，但孩子就是不想吃。有时勉强吃几口，就好像积食了，早晨起来还容易干呕，总也不知道饿。大便干得像球似的，几天也不拉一次，姥姥急得不知怎么办好。

我跟新新姥姥解释说，新新的主要问题是自己的肠子不动了，罢工了。这种情况不能单纯消食，他都没吃什么，哪儿来的积食呢？关键是要使他的肠胃动起来，有饥饿感，自己就会主动想吃东西了。我用的中药是以醒脾芳香行气为主，像丁香、小茴香、草豆蔻都是平时家里炖肉的香料，煮起药来有种炖肉的味道。还有茯苓、化橘红（就是柚子皮）都是可以吃的东西。药味不重，煮出来喝的时候可以加点冰糖或蜂蜜，孩子还是容易接受的。

我又叮嘱姥姥，如果孩子有食欲想吃饭了，最好不要限制。因为我心里有数，吃一周的药，孩子的食欲一定会有改变。我们的脾胃功能同样有个"用进废退"的法则，就是你越用它，它越强大，越不用就退化了。"哦，就跟这大人似的，越锻炼身体越好，越不运动越觉得没劲儿哈！"
姥姥很快就理解了。

　　一周后新新来复诊，姥姥很兴奋，"刘大夫，孩子真的想吃
东西了，早点的小包子可以吃多半个了！就是有时候想吃但又吃
得不多，粥也能喝几勺了。"我说，别着急慢慢来，给新新称称
体重，再量量身高，调理一段时间看能长多少。几个月过去，新
新先是脸色好转了，红扑扑的，渐渐地像气球一样"吹"起来了。
姥姥说这次的药管用，我说，对，药用对了才是好药！

孩子喜欢吃不该吃的东西怎么办

有的小朋友有一种怪病，就是喜欢吃不该吃的东西，比如泥土块、墙皮、纸、鸡蛋壳、棉花、破布，甚至生米、生面、油漆、肥皂。现在最常见的就是啃指甲，从来不用剪指甲，指甲总是光秃秃的，还爱咬衣服。有这种病的孩子，往往背着家长偷偷吃。得这种病的孩子往往同时伴有食欲不振、面黄肌瘦，甚至贫血等症状。

这种怪病叫嗜异症，就是喜欢吃不该吃的异物。关于这个病的病因，西医也是在逐渐被认识之中。可由于寄生虫，如肠蛔虫症、钩虫症引起，或由于贫血引起，近年来发现嗜异症与身体缺乏一种微量元素——锌有关。一般正常人体内含锌总量不超过1克。由于锌的缺乏而影响舌上味蕾的发育及代谢，使人的味觉敏感度下降或发生异常，有这种病的孩子误把异物当食物来吃就是这个道理。

中医对嗜异症早有认识，一般认为它属于疳积的范畴，疳积是脾胃病。脾胃是消化吸收营养物质的主要脏腑，所以小孩子容易发生食欲不振、面黄肌瘦、呕吐、腹泻等病症。嗜异症正是由于孩子的这一弱点而发生了脾虚胃热征象，脾虚就是不能消化正常的食物，胃热则不吃食物而想吃异物。

在临床上使用理脾和胃、佐以清热解毒的方法进行调理，效果很好。吃中药的同时再补锌，多吃些含锌的食品就更理想了，如干果、豆类、牡蛎等含锌很丰富，发酵及发芽的豆类不仅使蛋白质分解易于消化，而且能促进锌的吸收，也是极好的辅助食品。

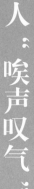

　　有的孩子有时还有一种怪病，就是长出气，时不时深深吸一口气，然后发出叹息样的声音，好像在"唉声叹气"。像是深呼吸，却又不是正常的深呼吸。如果你问孩子，你愁什么呢？为什么这样？他会说这样舒服。这样的情况可以反复发生，很长时间才引起家长的注意。

　　带孩子去医院就诊，西医要明确诊断就会给孩子做各种检查，包括照胸片、心电图、查心肌酶，最后还是不能说出是什么病。有的心肌酶指标稍高，就给孩子戴上"心肌炎"的帽子，依照心肌炎治疗，输能量合剂、维生素 C，可是症状并不能缓解。像这样的病症西医不能做出诊断，也就无法对症用药了。而中医却能根据孩子的整体情况，辨证施治。

　　这样的孩子，根据他们的饮食起居、综合情况以及舌苔脉象，多数为湿热内蕴。用清湿热平肝、理气法着手开方，一般也会取得较好的效果。

小大人："唉声叹气"是要干什么

常见病，
学会
自己
初步判断

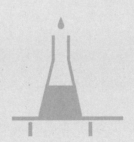

　　前面介绍的都是儿童最常见的疾病，普通门诊多数都是这些疾病。还有一些疾病病，也许很多孩子在长大之前都不会遇到，这也是妈妈们最担心的。万一这次发烧不是普通的病毒感染呢？万一是其他的病耽误了怎么办呢？因此，有必要介绍一下，让家长们多增加一些知识，学会自己初步判断，就医时知道如何向医生表述有哪些特殊的症状和体征。

水痘的皮疹不是一次出齐，而是分批出的，先后不一，此起彼伏。往往在 3~5 天内陆续见到新出来的斑疹、丘疹、疱疹及结痂，这种多形皮疹正是区别于其他发疹性传染病的重要特点。

水痘病毒侵入呼吸道黏膜后，在这里生长繁殖，初始病人没有任何症状，大约要经过 2 周时发病。

当病毒在呼吸道黏膜繁殖到一定程度时，就进入血液循环，引起病毒血症，这时孩子就会发烧，热度在 39℃以下，有时也升高到 40℃，全身不舒服、烦闹、不想吃东西。一般历时 1 天左右，身上便开始出皮疹，出疹的前一段时间叫前驱期，表现通常和感冒一样。

水痘病毒随血液循环到达皮肤及黏膜，使这些组织充血、水肿，再加上炎性细胞的浸润聚集，从而使皮肤表面出现色泽的改变和隆起，就形成了斑疹和丘疹。米粒大小的红色丘疹继续发展，经过几个小时，细胞发生破坏性变化，丘疹变大，形成空腔，炎症渗出，腔内充满浆液。疹的大小不等，有的像米粒大，有的像绿豆大，很像一滴水滴在皮肤上。水疱的表面很薄，容易破裂，水疱的周围充血发红，部分丘疹也有不变成水疱而自然消失的。疱疹如果没有继发感染，经过 3~5 天疱疹中心开始干缩，中央结成干痂，经过数天或 1~2 周干痂脱落。

痂退后可见到褐色的色素沉着，这种色素不久也会消退，如果疱疹没有继发感染，局部不留任何疤痕。水痘的皮疹不是一次出齐，而是分批出的，先后不一，此起彼伏。往往在 3~5 天内陆续见到新出来的斑疹、丘疹、疱疹及结痂，这种多形皮疹正是区别于其他发疹性传染病的重要特点。病情轻重常与皮疹的多少有关，皮疹越多越密，全身症状也越重，但一般与体温的关系不大。孩子从发烧到出疹结痂脱落，大约需 2~3 周。

护理水痘宝宝要注意皮肤，要保护皮肤清洁，水痘痒时不要用手抓，可给孩子做一只小手套，把指甲剪短，并要常洗手，防止抓破疱疹发生感染。如果有疱疹破溃或继发感染，可外用 1% 甲紫或抗菌素软膏。孩子要卧床休息，吃易消化的食物，多饮水。水痘是病毒引起的，所以不需要用抗生素，但如果继发感染全身症状严重时，可用抗生素。

水痘传染性很强，一旦接触到病儿，十有八九会发病。患病宝宝应尽早隔离，直到全部皮疹结痂为止。与水痘接触过的儿童，应隔离观察 3 周。

流行性腮腺炎

流行性腮腺炎就是平时说的"痄腮"，是儿童常见的传染病。引起这种传染病的病原是流行性腮腺炎病毒，潜伏期为2~3周。发病时孩子发烧、头疼，不爱吃东西、恶心、呕吐及全身不舒服。腮腺的肿胀常先发生在一侧，1~4天后另一侧也常肿大。腮腺肿大的部位以耳垂为中心，逐渐向四周扩大，耳的前下部肿胀更明显，2~3天达到高峰。严重的颌下、颈前的软组织也发生肿胀。肿胀的外表一般不红，肿胀的表皮紧张发亮，边缘不清楚。触压时有疼痛感，张口吃东西时疼痛更明显。由于炎症的刺激，使唾液分泌增多，孩子常常流口水。肿大的腮腺一般经过4~5天逐渐消肿，从腮腺肿大到完全消退，大约经过1~2周时间。

腮腺炎主要合并症有腮腺炎脑炎，一般表现为发高烧、剧烈头疼、呕吐，严重的可出现爱睡觉、说胡话，甚至昏迷、抽风。绝大多数孩子预后良好，一般不会留下后遗症。另一个合并症是睾丸炎，多见于青春发育期，表现为睾丸肿胀、疼痛，约10天后消肿。

患腮腺炎的孩子应卧床休息，吃流食或半流食，如稀粥、面条等。腮腺肿胀期间唾液分泌增多，排除的通路受到阻塞，致使腮腺肿痛，酸、辣、甜味及较硬的食物会刺激腮腺分泌增多，使腮腺疼痛加剧，所以要避免吃这类食物。保持口腔清洁，要注意预防继发细菌感染，可以经常用淡盐水漱口。不会漱口的小宝宝可以多喝白开水。腮腺肿胀处可外敷如意金黄散，也可以用捣烂的仙人掌外敷。患腮腺炎脑炎时，必须住院治疗。

猩红热是由溶血性链球菌所引起的急性呼吸道传染病。潜伏期只有2~5天，发病很急，先是发烧，一般在38℃~39℃，也可高达40℃，孩子嗓子疼，不敢咽东西，伴呕吐、恶心及全身不舒服。发烧第二天就开始出皮疹，皮疹先在脖子、胸部出现，很快蔓延到全身和四肢，大约半天或1天内疹子就出齐了。皮疹呈鲜红色细小的点疹，有点像鸡皮疙瘩。皮疹的间隙往往看不清正常皮肤。在皮肤皱褶的地方，如腋窝、肘窝及大腿根，疹子更为密集，有时可见皮下出血，形成紫红色条纹。口周和鼻尖部显得苍白。疹子一般持续3~5天，皮疹消退后进入脱屑期，即按照出疹次序进行脱皮，皮疹越多脱皮也越厉害，从米糠样到大片状脱皮，大片状脱皮多见于手足心。脱皮也是链球菌感染的一大特征，不典型的猩红热往往由于后期的脱皮而得到证实。

猩红热本身并不可怕，可怕的是合并症，侵犯肾脏、心脏。这是由于链球菌感染以后，在人体内发生一系列免疫反应，从而损害了心脏及肾脏。急性肾炎的病人往往有患猩红热的历史，风湿病更以猩红热为前驱，风湿性心脏病是侵害青少年的严重疾病，治疗猩红热等于预防风湿病。近年来链球菌的毒力因抗生素的使用而大大降低，合并症几乎消失。

抗生素对引起猩红热的链球菌有杀菌作用，所以，头孢类是治疗猩红热的特效药。

猩红热

过敏性紫癜

过敏性紫癜

过敏性紫癜是一种以毛细血管炎症为主的全身性结缔组织病。虽然叫过敏性紫癜，但其实跟过敏没什么关系。同其他结缔组织病一样，病因至今也不清楚，可能与自身免疫及遗传有关。自身免疫就是自身体内发生抗原抗体的结合，从而导致组织的一系列损伤，所以在病理上为发作期与缓解期的反复交替，使病程表现为反反复复迁延不愈的状态，在结缔组织病中发病占首位。

发病多半为 4 岁以上，男孩多于女孩。过敏性紫癜主要侵犯毛细血管使之发炎，甚至坏死，小动脉壁渗出性增强，轻者渗出血浆，发生水肿，重者则渗出红血球，发生出血。主要侵犯部位有 4 处，即皮肤、肠道、肾脏及关节，每个患儿表现不一。所以临床上可以分为 4 型，即皮肤型（最常见的也是最轻的）、腹型、肾型及关节型。

皮肤型

皮肤紫癜是过敏性紫癜最常见的症状，由轻至重，典型的表现是大小不一的出血斑，小到针尖大小，大的可成斑成片，由于有血浆渗出，用手摸上去可以感觉到突出皮肤，严重的可发生坏死。紫癜逐渐褪色变成褐色的色素斑，最后可完全恢复正常。紫癜分布的区域主要以四肢为多，尤其多见于下肢及臀部，很少见于面部与躯干，大多两侧对称。患病的孩子无特殊感觉，除非形成继发感染，可有疼痛感觉。有时皮肤改变还可表现为血管神经性水肿，如头皮或其他部位皮肤突然肿起一块，表面无红热疼等表现，而且很快消失。

腹型

约有 2/3 的过敏性紫癜儿童表现为腹型。由于肠道黏膜也会像皮肤紫癜那样发生毛细血管渗血及出血，肠道外的肠系膜及淋巴结也肿大，使肠道功能紊乱，肠蠕动增强。表现为急性腹部绞痛，疼痛难忍，有一部分患儿甚至被误诊为急性阑尾炎、肠梗阻，而被开刀手术。由于肠蠕动紊乱还容易引起肠套叠，使局部发生缺血及坏死，如继发套叠则必须行开腹手术治疗。腹型的另一个表现是消化道出血，患儿可便血，有的是柏油样大便，有的像果酱样大便，有的则为鲜血便。腹型应绝对禁食，用输液维持，并输入激素以对抗自身免疫。

肾型

约占 1/3。肾型也可分为两种，一种为肾炎型，可有血尿、高血压；另一种为肾病型，可有全身浮肿，大量蛋白尿，血内胆固醇增高，类似肾病综合征。以上两种症状混合出现称为肾炎肾病，这类患儿预后较差。可因高血压脑病而出现抽风、昏迷，也可因肾功能衰竭出现尿闭、昏迷、高血钾症，最终引起死亡。而且由于肾脏本身病变的轻重程度与范围大小不一致，所以预后不同。因此凡出现皮肤过敏性紫癜的孩子都要常规查尿，如果发现尿蛋白或红细胞，即确定有肾脏损害。治疗方面西医多用激素，但长期使用副作用太大，只适合腹型的急救治疗。

关节型

可见于全身各关节，多见膝、踝等下肢负重关节，由于关节腔内有积液，所以关节表现为肿胀、疼痛及活动障碍，但这种肿痛随着紫癜的消退很快消失，不留后遗症。

血小板减少性紫癜

人在受到损伤后，伤口常能自行止血，这是动物在进化过程中的一种本能。受伤后，受伤部位小血管会立即收缩使血流减慢或停止。这种反应发生快，持续的时间短，仅15~30秒钟，几乎同时血小板会集聚在伤口处，凝集起来，将伤口堵塞。血小板释放一种叫做血管收缩因子的物质，使受伤部位小血管较为广泛和持久地收缩，使出血停止，这一过程能持续30分钟之久，能与凝血过程紧密相接。血小板还释放一种凝血因子，从而发生一系列复杂的凝血过程，使凝聚在伤口的血液凝结成血块，将伤口堵住，通过血块收缩将伤口处血管堵牢而牢固止血。

因此，在孩子受了小外伤后，包括在做指血、耳血化验后，不要用棉花揉伤口或不断擦拭伤口，这样做不但不会协助止血，相反会阻碍血块形成，延长出血时间。

血小板减少性紫癜，又叫特发性血小板减少性紫癜，现在普遍认为是一种自身免疫性疾病。上呼吸道或全身其他感染可能成为其诱发因素。这种病可以发生在孩子的各年龄时期，春季较其他三季发病率高。

患血小板减少性紫癜的孩子，血小板的减少程度不一，如果血小板减少到一定程度就会发生出血。急性患儿会突然发现皮肤和黏膜出血，四肢、躯干乃至全身皮肤、口腔黏膜、牙龈、鼻黏膜等处出血。病情轻的可为针尖大小皮下出血点，有的出现斑块状或大片状出血斑。严重的患儿会发生大量出鼻血不止、呕血或便血，便血时孩子大便发黑或便鲜血，有的还可能尿血或导致青春期女孩月经过多。

该病的诊断主要依据检查末梢血的血小板数量，必要时可以做骨髓穿刺检查。本病急性患儿不少，可在发病两周内自行停止出血，血小板也开始上升。血小板恢复正常时间极不一致，大多需 2~3 个月，90% 的患儿可在 1 年内痊愈。少数孩子转为慢性，病程可迁延数月甚至十几年不愈。

血小板减少性紫癜没有特效治疗。急性期出血多者需输血治疗，输血不仅要求补充红血球及血色素的损失，同时要求输注血小板或鲜血，这样比输全血更易达到止血目的。其他止血药效果不好，现在常用的治疗方是应用肾上腺皮质激素，但它的作用也只限于急性期协助止血，对于血小板的上升无多大作用。

以上两种紫癜，西医没有特效药，通常是针对症状对症处理。中药在这方面有较好的疗效，通过辨证施治，可以缓解病情。以王老的青紫合剂为基础的方剂至今仍被北京儿童医院作为中医治疗紫癜的首选。

风疙瘩

荨麻疹，俗称风疙瘩、饭疙瘩、风疹块，是孩子常见的皮肤病，典型的过敏性皮肤病。由于某种过敏原侵入人体，在皮肤血管上造成通透性增加，浆液渗出皮下，血管充血，结果在皮肤上表现出红肿。

家长稍加留意，一般能找到过敏因素。在食物方面可能有各种海味，如鱼、虾、蟹，另外还有动物蛋白，如蛋类、牛奶及奶制品等。

不少药物也可引起过敏，表现为荨麻疹，如抗生素。

此外，各种感染也是致病因素，比如上呼吸道感染、化脓性扁桃腺炎、龋齿及齿槽脓肿、病毒感染，等等。还有一些动植物因素，如羽毛、枕芯、动物皮屑及花粉。各种物理因素，如日光、冷热、摩擦、压力等均可成为诱因。

典型的荨麻疹是突然发生的大小不等的风团，呈淡红色或苍白色，有强烈的痒感，可有烧灼和刺疼，时起时落，消退后不留任何痕迹。有时消化道也会出荨麻疹，造成肠黏膜水肿，表现为恶心、呕吐、腹泻或腹疼。比如喉头及气管黏膜水肿可造成憋气、胸闷。因为剧烈搔痒使孩子烦躁不安，到处抓痒，往往越抓越痒，越抓越多。这种情况就要赶快去就医了。

急性反复发作可迁延成为慢性，持续时间很长，使孩子十分痛苦。对于荨麻疹的治疗都是对症，可外用止痒药，尽量避免孩子搔抓，止痒和不抓就是一种治疗，慢慢红疹就会消失，不抓就可以避免继发性感染，同时还可以口服抗过敏药物。

痱子是宝宝在夏季最常见的皮肤病，痱子实际上是汗腺周围发炎。夏季出汗是一种散热调节体温的防御性反应。汗液有刺激性，如不及时清洗，就会刺激皮肤长痱子。3个月以内的宝宝，汗腺不发达，体温调节能力差，即使是在冬季，如果室温过高，穿盖得太厚、太多，也会因出汗而长痱子。

痱子初起是一个个针尖大小的红色丘疹，突出于皮肤，圆形或尖形，有时顶端有小疙瘩，称为汗疹，周围发红。痱子增多后可融合成片，使大片皮肤发红，像猩红热一样。痱子的特点是搔痒厉害，孩子因此而烦躁不安、哭闹，有时自己用手抓，可造成抓痕出血及继发感染，最终形成疖肿或脓肿。

痱子的护理本身就是治疗，夏季要尽量降低室温，室内要通风，保持凉爽干燥，湿热的空气对痱子的恢复极不利。勤洗澡是最好的治疗办法，洗澡时要用温水。凉水及热水都对皮肤有刺激性，会使痱子加重。另外应忌用刺激性的碱性肥皂，可选用温和的婴儿香皂。洗澡后要立即擦干，等皮肤干燥了再涂上痱子粉或爽身粉，这类粉剂含有滑石粉及氧化锌，还含有一些清热解毒的中药，如冰片、薄荷等，具有吸湿、干燥、清凉、祛暑、化湿等作用。夏季不断出汗，涂上的痱子粉又被冲掉，所以要反复洗澡、涂痱子粉，这样才能起到治疗作用。要把孩子的指甲剪短，以防抓后引起感染。由痱子引起的继发感染，包括脓痂疹、疖肿、脓肿，统称痱毒，一旦发生痱毒，就需要使用抗生素治疗，以消炎消肿。如痱毒较重，可局部用外敷药或理疗，以防感染扩散。

第八章

儿童的
这些症状
莫轻忽

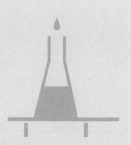

　　孩子的有些症状看起来像是生病了，但去医院检查又查不出什么毛病来，却令全家人都很紧张。让我们快来了解一下，遇到这些症状时以便心中有数，不再慌张。

如何听懂孩子的哭声

人们常常以"呱呱坠地"来形容孩子的诞生，的确，正是哭声宣告了一个小生命来到人世间。胎儿时期是通过胎盘由母亲供给氧气的，一旦出生这条通路被切断，孩子就靠自己的肺进行呼吸了。初生时的第一声哭是建立了呼吸，第一声哭是肺已张开的表示。如果生下来没有这第一声哭就麻烦了，生后窒息会引起多种疾病及后遗症，可见哭与呼吸运动一开始就密切联系着。通过哭声可以辨别呼吸系统的疾病，可以说哭就是呼吸运动，有力的哭声就是深呼吸。医生可以通过哭声来衡量新生儿的成熟程度及判断疾病。

足月产的婴儿哭声宏亮，相反，早产儿由于不成熟，哭声微弱，俗话说好像没有底气。从新生儿的哭声中可以发现疾病，比如有先天性心脏病的患儿哭声小、弱，有时声音发哑；患有呼吸系统疾病的婴儿，如肺炎、气管炎等，呼吸急促、浅弱，哭声也是又小又弱。

哭的原因很多，父母可以试着学会理解这种"原始语言"，学会分辨哪些是正常的，哪些是异常的。比如奶量不足或奶稀，孩子吃不饱，不到吃奶时间就哭闹。这种哭声由小渐大，不急不缓，很有节奏。一旦喂奶，哭声戛然而止。吃饱后，就不再哭了，有时还会露出笑容。

有一种哭闹，困扰着很多家长，那就是夜里看似无缘无故的哭闹，俗称夜啼。如果是发生在 1 岁以内的宝宝，同时伴有睡眠轻浅、稍有动静就会发惊、烦躁爱哭闹、出汗多等症状，就要考虑是缺钙问题了。虽然称为缺钙，但根本原因是缺乏维生素 D。通俗地讲，维生素 D 是帮助钙吸收的。现在的孩子营养好、发育快,按照每日的预防量补充维生素 D,容易发生不足。由于维生素 D 缺乏造成钙磷代谢失调,体内钙元素减少。钙元素有镇静神经、抑制兴奋的作用,一旦含量下降就会使神经兴奋,从而出现上述症状,严重时还会抽风,精神萎靡。但是,单纯地补充钙剂是不会被吸收的,要增加每日维生素 D 的补充量。通常加量治疗一周左右的时间,宝宝的那些症状就会渐渐消失,然后再改回预防量。

夜啼,还有一个原因就是肠痉挛。前面我们讲过,肠痉挛就是肠子抽筋了,大一点的孩子会说肚子疼,不会说话的小宝宝就会表现为哭闹。特别是在夜里,看似无缘无故,实际上是宝宝的肚子疼、不舒服。这种情况下可以给孩子揉揉肚子或者做热敷,注意不要受凉,一般轻度的肠痉挛都会慢慢缓解。如果长时间不能缓解,又频繁发作,就要去医院寻求医生的帮助了。

另外,宝宝的夜啼还要考虑的一个原因就是泌尿系感染。因为泌尿系统开口与外界相通,细菌容易由此而进入泌尿系统,上行而发生泌尿系感染,称为逆行感染,这是泌尿系感染最常见的原因。女宝宝尿道较男宝宝短,因此女孩比男孩发生泌尿系感染的机会多。小婴儿离不开尿布、尿不湿,大便极易污染外阴,因此发病的机会比大孩子更多。

急性泌尿系感染的全身症状是发烧,食欲减退。特征性的症状是尿频、尿急、尿疼,统称为泌尿系刺激症状。婴儿常常没有典型的泌尿系刺激症状,除哭闹外无任何其他症状,这给诊断带来一定困难,因此常常误诊。小婴儿不懂得配合,留尿是件比较困难的事,但对夜间哭闹、发烧而又找不到原因的婴儿,要注意尿的化验检查。

泌尿系感染时尿化验可出现少量蛋白，显微镜下发现较多的白血球、脓球。脓球，实际上就是不同程度破坏了的白血球。尿培养可有细菌生长，但常规的留尿方法本身就已受到污染，培养出细菌并不能说明问题。导尿后留标本进行细菌培养较能说明问题。留尿标本最好是清洗外阴后接取中段尿进行培养。

急性泌尿系感染应用抗生素按照疗程治疗，经过治疗一般5~14天即能痊愈，不要视症状减轻就停药，以免转成慢性。还要多给孩子喂水，增加尿量可达到不断冲洗泌尿系统的目的。

预防本病的有效措施是保持外阴的清洁。婴儿应注意随时更换尿布、尿不湿，以防尿便浸泡外阴。每次大便后应清洗臀部，清洗的方法是先由前向后地洗外阴部，然后再洗肛门，女孩尤其应当注意这一点。大孩子每晚睡前都要清洗外阴，保持局部清洁。为男孩清洗时，一定要把包皮向上翻，直至露出龟头，将包皮垢洗净。

生理性腿疼，医学上叫生长疼。学龄期儿童的身长增长率比体重增长率高，身长的增长主要靠四肢，特别是下肢的长骨增长。长骨的两端近关节处叫骨骺，骨骺有丰富的血液循环，还有一层层的软骨，正是靠这丰富的血液供应，软骨细胞不断增多，并且不断地分化成硬骨，使骨骼一点儿一点儿地长长。由于这个部位的新陈代谢旺盛，血流速度也快，所以经常处于充血状态，这对骨膜及关节处的神经末梢都是一种刺激，因此就产生了疼痛的感觉。

腿疼多半发生在夜间，疼痛的程度因人而异。神经较敏感的孩子，可以因为疼痛而警醒，不敏感的孩子或敏感度低的孩子只是说疼，但不剧烈，当然大多数孩子根本就感觉不出来。生长疼的另一个重要特征是尽管孩子喊疼，但医生检查不出任何客观征象，腿不红也不肿，活动也不受限制，化验检查阴性。因此，学龄期儿童的腿疼并非全是病态，相当一部分是属于生理现象。

孩子经常说腿疼

学龄期前后，也就是3~10岁，不少家长反映自己的孩子见瘦。那么孩子是真的瘦了吗？

其实，身体各部分的发育有先有后，有快有慢，是不平衡的。身长与体重增长的速度就不一样，身长总是比体重领先。尽管体重发育是正常的，但从外观上看，孩子的体型就显得瘦长了。

幼儿时期，孩子总是胖乎乎的，这是由于皮下脂肪丰满旺盛。一旦进入学龄前期，皮下脂肪发育减慢，而肌肉的发育加快，这一变化也使孩子看起来不如以前丰满了，所以我们说这种消瘦是生理性的。瘦不瘦首先要看体重是否在生理范围内。测体重与标准正常值对照，具体办法是用孩子实测体重与标准正常值对照，只要不低于正常值下限，就算正常。

体重在正常标准以下，甚至进行性下降，就要找一找原因了，比如各种感染引起的高烧、呕吐、腹泻、食欲不振，不但疾病增加了营养物质的消耗，而且又不思饮食，结果入不敷出，消瘦就不可避免。但这种消瘦是暂时性的，一旦疾病进入恢复期，随着身体的康复及食欲的增进，消瘦也会跟着消失。

值得警惕的是一些慢性消耗性疾病，如结核病。发现消瘦先应检查排除结核病，结核病在今天已是完全可以治愈的病，所以早期诊断很重要。当然，还有一些更少见的恶性疾病，如恶性淋巴瘤、神经母细胞瘤、白血病等，早期也可仅表现为进行消瘦，这些疾病需要做各种特殊检查才能确诊。

胖瘦还在很大程度上取决于遗传因素。这同个子高矮一样，父母染色体上的高矮胖瘦，会不同程度地给孩子留下烙印。当然遗传还受环境的制约，出生后的营养及护理会给孩子的胖瘦再打上环境的烙印。总之，消瘦在体重正常范围之内，即为生理性的。

出汗多正常吗

人的汗液是由皮肤的汗腺分泌出来的，由汗腺的兴奋与抑制来决定。汗腺的这种功能又是在自主神经调节控制下完成的，即交感神经兴奋时汗腺受抑制，不出汗或少出汗，而副交感神经兴奋时，汗腺分泌增多，出汗也就多。正是通过这种调节，人体才能不断适应外界环境的气温变化，保持恒定的体温。

两岁以内的婴儿出汗多，绝大多数是佝偻病的活动症状。佝偻病是一种营养缺乏症，由于维生素D缺乏造成钙磷代谢失调，体内钙元素减少。正常情况下，钙元素有镇静神经、抑制兴奋的作用，一旦含量下降就会使神经兴奋，佝偻病患儿容易发惊、烦躁，严重的发生抽风。多汗也是由于副交感神经兴奋的结果。现在孩子的营养状况良好，生长发育快，维生素D经常发生相对不足，所以佝偻病发病率很高。特别是在北方，皮肤接受紫外线照射的机会少，自己又不能产生维生素D，完全靠外界补充。因此，婴儿从出生1周左右应当补充维生素D，这样就能解决因缺维生素D和钙所致的出汗问题。

孩子处于生长发育阶段，各方面都不成熟，自主神经系统也一样，有时调节不那么自如，副交感神经的兴奋往往占优势，特别是晚上睡着时更是这样，所以汗腺多处于分泌的兴奋状态。随着年龄的增长，神经系统逐渐成熟完善起来，因此不需要特殊治疗。出汗后容易着凉，发生感冒，所以应加强护理。平时不要穿得过多，睡觉时不要盖得太多，室温也不宜过高。

丁丁 3 岁多了，来看诊时面色红润，吃饭睡觉都很好，看上去很健康。既没有发烧也没有咳嗽，但妈妈还是很着急，怎么回事儿呢？

妈妈说："来，丁丁，快把裤子脱下来，让爷爷看看你的小 JJ。"原来最近妈妈突然发现丁丁在尿尿时，生殖器头上鼓起个大包，这下可把妈妈吓坏了。小男宝宝要是生殖器出了问题，那可是大事儿。

我问丁丁妈："洗澡时你给孩子洗过吗，要把包皮翻起来洗，估计现在是翻不起来的。"

"啊？还能翻起来呀，每次就是用水冲一冲，不知道要翻起来啊，有时他也不让动啊！"妈妈说。

其实，丁丁的这种情况在男宝宝中不少见。男宝宝阴茎的外层是皮肤，阴茎头处的皮肤像包袱皮似地包住阴茎头，所以叫包皮。如果包皮口狭小或包皮与阴茎头有粘连，使包皮不能上翻露出尿道和阴茎头时，就称为包茎。

包茎是男孩子的常见现象，小男宝宝出生至 2 岁左右，绝大多数是包皮包裹住阴茎头部，包皮与阴茎头部有纤维粘连，造成包皮不能上翻，这是正常生理现象，又称婴儿包茎，无需治疗。

一般到 2~3 岁时，阴茎和阴茎头的生长及阴茎的勃起，使粘连逐渐吸收，包皮就能够逐渐上翻，露出尿道口和阴茎头了。但如果不经常清洗，尿碱会慢慢积存在包皮里，

男宝宝的小秘密，许多妈妈不知道

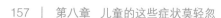

影响生理粘连的吸收，有时还会引起发炎。时间长了会形成包皮垢，把包皮和阴茎粘住，包皮也就不能够翻起来了，排尿时就会看见包皮鼓起来一个包。久而久之容易发生包皮阴茎头炎，还会继发尿道口炎和尿道口狭窄，导致排尿费力、排尿时间长、尿线细等情况。严重时会因为排尿不畅产生的逆压力而引起尿道反流，影响泌尿系统功能。

怎样才能预防包茎的发生呢？其实很简单，从男宝宝两岁开始，每次洗澡时都要认真清洗。在冲洗的时候轻轻向上翻转包皮，用一手捏住孩子的阴茎根部，另一手轻柔地慢慢将包皮翻起，如能翻出，就用清水洗去包皮垢，以后也要定期清洗；如果当时无法翻出，也不要着急，可以下次洗澡时再试，包皮和阴茎连接的地方是有弹性的，有时翻过几次，就能翻出了。这样的话，随着孩子的生长发育，包皮口就会慢慢地扩大，一般情况下，在青春发育期以前，包皮口就可以正常扩张了。

像丁丁这种情况，还是可以自己在家中处理的。每天用清水洗一洗，每天向上翻一点儿，不要着急，不要弄疼孩子，也不要怕，包皮是有弹性的，多洗几次就有可能把包皮翻上去，会见到藏在里面的包皮垢，白色的，一小块一小块的。清洗掉包皮垢，尿尿时就不会再有鼓包了。

家长要帮助男宝宝从小养成良好的卫生习惯，懂得保持包皮清洁，小的时候爸爸妈妈可以帮助清洗，大一点儿了能自己洗澡时，要督促孩子在每次洗澡时翻开包皮，洗去污垢。如果七八岁后仍无法将包皮翻出，就应当请外科医生看诊，以决定是否需要手术了。

晕厥又称虚脱，是儿童常见的症状，特别是女孩较多见。常见的诱因是精神紧张，如恐惧打针、考试（俗称晕场）、室内空气不流通、闷热或站立过久等。由于以上刺激，使迷走神经兴奋，周围小血管松弛扩张，造成回心血量及心脏排血量减少，一时性血压下降，由于脑组织供血不足，可发生一时性脑贫血，这是造成晕厥的主要原因。

晕厥时孩子表现为面色苍白、发灰、额部出冷汗、四肢凉、脉搏细弱甚至有时摸不到，孩子主诉为头晕、全身无力、恶心、眼前发黑或冒金星。如果旁边没有人则可能跌倒在地，甚至发生外伤。

这时如果测量血压就会发现血压明显下降，有时甚至测不出。发生这种情况，家长不要惊慌失措，应先扶孩子慢慢躺下，身子要躺平，解开衣扣及腰带，使全身放松。头要略低于身体水平位，不要枕枕头，目的是及时改善脑的供血状态。如屋内闷热，应打开窗户通气，可以在患儿清醒后饮一杯糖水。一般晕厥数分钟即可缓解，如症状不能迅速缓解，甚至有加重趋势，应及时送医院。

晕厥与虚脱

为什么总爱流鼻血

流鼻血是儿童常见的症状。鼻腔是呼吸道的开口，空气从此而入，继而经过咽、喉、气管、支气管，最后到达肺泡，通过肺泡进行气体交换。空气经过漫长的呼吸道最后进入肺泡，有它的特殊生理意义。由于鼻腔的呼吸道布满了纤毛，并分泌黏液，有过滤作用，即粘附空气中的灰尘及微生物，起到净化作用。黏膜下的血管可使呼吸道的空气保持一定温、湿度。儿童正处于生长发育阶段，鼻腔及呼吸道黏膜都很娇嫩，黏膜下的血管也比成人丰富，遇到外界刺激很容易充血、发炎乃至破裂出血。

孩子流鼻血要注意寻找出血的原因：有可能是局部问题，儿童的鼻炎发病率很高，如果治疗不及时可能会转为慢性鼻炎，发炎的鼻黏膜更加脆弱、充血，非常容易出血；还可能是全身性疾病的表现，主要是血液系统疾病，如血小板减少性紫癜，因血小板减少，血液凝固障碍而发生出血。

鼻出血时，不要让孩子仰头，仰头时血从咽后壁流入食道、胃，会引起呕吐，最好的方法是压迫止血。鼻出血的部位大多数是在鼻中隔前下方，用手指将鼻翼向中隔处挤压，可以使出血部位受压迫，正常儿童很快就会凝血，2~3分钟后血就会止住。千万不要用纸卷、棉花乱塞，这不但起不到止血作用，而且不干净的棉花、纸卷还会引起炎症。

除了上述原因外，气候也是一个外因。北方的气候干燥，特别是冬春季风多，孩子娇嫩的黏膜很容易破裂出血。经常出鼻血的孩子，应治疗相关的疾病，还可在干燥的季节用涂油的办法预防鼻出血，可以用石蜡油、甘油棉签涂鼻腔，尤其是鼻中隔部位，这是一种预防鼻出血的好方法。如果出血量多，用上面介绍的压迫止血法无效，就应及时到医院求医。

耳屎，学名叫耵聍，是外耳道内一种叫耵聍腺所分泌出来的物质。正常孩子的耵聍大多是浅黄色片状的，它附在外耳道的壁上，由于具有微臭味以及附在外耳道上，防止了一些小昆虫及尘砂进入耳道，所以说耵聍具有一定的保护功能。

人的外耳道与下颌关节紧邻，每当人们咀嚼食物或谈话时，由于下颌关节的运动，致使外耳道的耵聍慢慢被松动，不知不觉地便被排出耳道。因此，虽然耵聍腺总在不断地分泌耵聍，而耳道内的耵聍却一般不会越聚越多。

极少数孩子耳道内的耳屎与众不同，是棕褐色的硬块，紧紧地堵塞在耳道内，触之则痛，有碍听力，医学上称它为耵聍栓塞。造成的原因大多为耵聍腺分泌过盛或外耳道较窄，平时耵聍不易排出，日积月累越聚越大，再经风化干燥而成硬块。栓塞后常导致外耳道变形，有时压迫耳道、鼓膜而引起耳痛、耳鸣、眩晕。一旦耳道进水，干硬的耵聍块被潮解膨胀，刺激耳道皮肤，极易引起外耳道炎，此时会非常疼。

家长千万不要试着自己去给孩子挖，因为耵聍栓比较硬，往往不但挖不出来，反而易将耳道挖破引起继发感染。因此，遇有耵聍栓塞时，必须到医院就医。医生会先用一些耵聍水滴耳，软化后轻轻将其取出。总之，耵聍并非不洁之物，父母千万不要随便给孩子掏耳朵。

第九章

让孩子
少生病
真的有几味
"灵丹妙药"

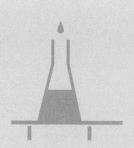

　　如何才能让孩子少生病呢？这是被无数家长问到最多的一个问题。既然宝宝的免疫系统功能还不够强大，生病是不可避免的，那为什么有的孩子会频繁生病，一有风吹草动哪次都躲不过，而有的孩子生病就少呢？生病少的孩子是不是吃了什么灵丹妙药了？

孩子的健康是吃出来的

我会告诉妈妈们，其实灵丹妙药就在你身边！我让妈妈们观察身边不爱生病的孩子，他们都有共同的特点，用俗话说就是比较"皮实"。吃得好、睡得香、活动量大，通常衣服穿得不会太多，偶尔有点流鼻涕打喷嚏扛扛就过去了，即使生病也恢复得比较快。这都是抵抗力强的表现，但如何才能做到呢？

有一位妈妈，从女儿出生后就时不时地打电话向我咨询。母乳喂养到五六个月开始添加辅食，爸爸妈妈工作忙，平时是姥姥带孩子。这位老人带孩子还真是很有经验，辅食添加的品种由少到多，形态从水状到泥状，再从细小的碎末儿到大一点的粗颗粒，到一岁半时，完成了几乎大部分食物品种的添加。两岁多时就什么都吃了，猪肉、牛肉、羊肉、鸡肉、鱼虾、鸡肝、猪肝、鸡蛋、鹌鹑蛋、各种蔬菜、水果、五谷杂粮，等等。姥姥每天变换花样给孩子做着吃，今天包饺子、明天米饭炒菜、后天包包子、大后天做面条……我跟孩子的妈妈说，姥姥的育儿经验是一本标准的教科书。当然，这期间也曾有过对某些食物暂时的不耐受，引起过敏反应或消化不好，但也都在我的建议下顺利度过了。这样喂养出来的孩子就是身体健康，抵抗力强，不容易生病，即使生病恢复得也快。

人生活在自然界中，需要走、跑、运动、劳动及思考，这些活动都需要能量。能量的物质基础是营养，而营养是从每日的饮食而来的。

儿童还有一个特殊问题，就是生长发育，从一个出生 3000 克的新生儿，长成一个血气方刚的男子或温柔苗条的女子，体重增加了约 20 倍，生长发育的物质基础仍然是营养。从这个角度看，儿童对营养的需求要大大超过成人，而这些营养又都是吃出来的。

讲究营养价值并不是盲目追求高营养，营养过剩和营养不良一样对儿童有害。因此，要讲究合理营养。儿童是人生的基础阶段，对自然界的适应能力也远不如成年人，所以，合理营养对儿童具有更加重要的意义。

婴儿期生长发育日新月异

对于漫长的人生道路，生命的第一年犹如春天，好似早晨。婴儿期的生长发育是非常重要的基础。它是人一生中生长发育最快的时期，以后任何年龄的发育都望尘莫及。

到 1 岁末，体重净增 2 倍，身长增长 1.5 倍，头围（代表头颅及脑的增长）增长 12 厘米。乳牙开始萌出，从吃奶过渡到吃饭；从嗷嗷待哺变为牙牙学语；从只会用哭声来表达感情到能和爸爸妈妈对话，交流各种感情；从只睡在摇篮中而变为会翻身、会爬、会坐、直立乃至行走；从 1 天要睡去 2/3 时间的"瞌睡虫"变为眼观六路耳听八方的活泼小宝宝。

支持生长发育的巨大工厂

　　以上这些只是外表变化，至于身体内部的变化及工作量那就更大了。迅速的生长需要足够的营养物质及热量，要靠消化系统和呼吸系统。新生儿3小时吃1次奶，满月后也要每隔4小时吃1次，每天要吃6~7顿，消化系统几乎昼夜不停地工作，很少有时间休息。它像一架机器永不停转，人体像一座建筑物，又像一架高度精密的机器。人体不但要"建筑材料"，还需要"能源"。缺乏"建筑材料"身体就不生长，缺乏"能源"机器就不能正常运转。而这对于正在生长发育的婴儿来讲，意义就更加重大。孩子日新月异变化极大，而身体内部的变化就是新陈代谢。参与新陈代谢主要有七大物质：蛋白质、脂肪、碳水化合物、维生素、矿物质（微量元素）、水和氧气。

构建身体的蛋白质

蛋白质就是生命，生命起源于蛋白质，这是已被科学实验所证明的。人体每一个基本单位——细胞，主要由蛋白质构成，蛋白质参与所有的生命活动。食物中的蛋白质要经过消化吸收，然后经过肝脏变成自身的蛋白质，用来"建筑"身体。孩子与成人不同，蛋白质的合成速度大大超过了分解速度，所以才能日新月异地增长。如果没有充分的营养或疾病等因素使分解速度大于合成速度，就会造成小儿的营养不良。如果蛋白质的摄入不足，或者因为急、慢性疾病，大大增加了蛋白质的消耗，就会严重地影响孩子的生长发育。

生长发育需要蛋白质

一个人从小长到大，体重要增加20倍，身高增加3~4倍，这样大数量的增长，主要物质基础是蛋白质。如果蛋白质供应不足，孩子的生长就会停顿，严重的还可能消耗自身组织，造成营养不良。蛋白质供给是否充足，是衡量人体营养，尤其是儿童营养的重要标准之一。经济发达地区饮食中蛋白质供给一般比较充裕，而经济落后地区饮食中蛋白质供给常常低于合理营养标准。这些地区受影响最大的是儿童，常常发生营养不良，死亡率也较高。

缺少蛋白质容易生病

人体将食物变成自身需要的物质是依靠新陈代谢的。复杂的新陈代谢必须有多种酶参加，否则这一系列复杂的过程就无法完成。生长发育、抗体代谢、生殖乃至许多重要的生理功能，都需要生长激素、胰岛素、甲状腺素、肾上腺激素和性激素等多种激素。抵抗外来细菌、病毒的侵袭，需要各种抗体。酶、激素、抗体的主要成分仍然是蛋白质。缺乏蛋白质，这些重要生理功能就受到影响，最突出的表现就是抗体形成减少，身体抵抗力下降而容易生病。

身体修复也需要蛋白质

孩子的身体在不断变化，各种组织细胞总要不断死亡而又不断新生，以保持动态平衡。比如头发不断脱落而又不断长出新的；皮肤也是如此，一层老皮脱落，新的又会生长出来；人的血液红细胞平均寿命只有120天，也就是说每天有1/120的红血球死亡，而又有同样数量新生，这种更新都需要蛋白质。孩子还会遇到各种大大小小的伤害，小到皮肤的割伤，大到肢体的断离、骨折，还有一些是手术创伤，为了治疗而开刀，这些伤害及损伤都需要蛋白质做修复原料。如果这些原料供应不足，损伤就难以恢复。蛋白质还能供给热能。

蛋白质的来源

儿童蛋白质的主要来源是乳类、米面、豆类、肉类、鱼类、蛋品等。其中米面及豆类提供植物性蛋白。乳品、鱼肉和蛋品提供动物性蛋白，动物性蛋白质所含氨基酸比较接近人体，营养价值比植物性蛋白质要高，同时消化吸收率也高于植物性蛋白。动物性食品中瘦肉和蛋类含蛋白质较多，其中鸡肉、牛肉蛋白质含量高于猪肉。植物性食物中豆类蛋白质含量较高，黄豆蛋白质含量相当于猪肉的 3 倍多，黄豆中蛋白质除营养价值低于动物蛋白质外，其中存在的某些可抑制人体消化酶的因素会妨碍其直接食用。因此，要用浸泡和加热的方法祛除上述因素，同时提高对蛋白质的消化率。比如制成豆腐，蛋白质的消化率就会比使用整粒黄豆提高 1/3。

蛋白质经过消化会分解成各种氨基酸，然后才能被人体吸收利用。氨基酸共有 30 余种之多，分为两大类：非必需氨基酸、必需氨基酸。大多可以在体内由其他营养物质转化合成，饮食中缺乏不会对人体健康造成影响的，叫非必需氨基酸。但有 8 种氨基酸是人体内不能合成的，必须由食物供给，缺乏任何一种都会发生生长发育停顿和多种疾病，这类氨基酸叫必需氨基酸。赖氨酸就是其中一种。但是，各种必需氨基酸之间需要一个平衡关系，某一种太多，反而会对身体健康不利，因此，赖氨酸也和其他营养品一样，只能适量应用，绝不能长期大量滥用。

碳水化合物又叫糖类或糖，是由单糖、双糖和多糖组成的。单糖包括葡萄糖、果糖和半乳糖等；双糖包括蔗糖、麦芽糖和乳糖；多糖包括淀粉、糖原、果胶和植物纤维素等。糖类物质经体内代谢转化为单糖后才能被人体吸收利用。单糖吸收后经过代谢变为二氧化碳和水，同时释放出能量供身体应用。麦芽糖是淀粉代谢的主要中间产物，乳糖类是乳类食品中主要营养成分之一，而果胶和纤维素则是水果、蔬菜中的主要成分。

糖类是孩子热能的主要来源。每克糖产热虽然比脂肪低，但因食物中糖类所占比例高于脂肪和蛋白质，因此，成为人体热能供给的主要来源。一般糖类占全部饮食中供给热能的一半或一半以上，汉族人多以谷物为主食，动物性食品含量所占比例较少，因此，糖类的营养作用尤为重要。

糖类构成孩子的身体，同时参与许多生命过程。糖类是构成糖蛋白、黏蛋白和糖脂的重要成分，而这三种物质又是细胞膜、结缔组织和神经组织的重要组成部分。核糖核酸和脱氧核糖核酸是生命一刻也不能离开的重要物质，而它们的组成是需要糖类物质的。脂肪代谢需要糖代谢参与，只有脂肪而没有糖类物质，脂肪便无法被机体最后利用。蛋白质代谢也需要糖类的协助，当蛋白质与糖类物质一起摄入时，蛋白质消耗就能减少，也就是说，糖类可以节约蛋白质。比如，一碗白米饭配上肉末炒豆腐，就比单吃豆腐可吸收更多的蛋白质。

糖类还是人体重要器官时刻不可缺少的养料。心脏工作靠磷酸、葡萄糖等物质供给能量，神经系统也时刻需要血液中葡萄糖来维持其生理功能。各种原因引起的血糖降低都有可能发生昏迷、休克、甚至死亡。在治疗某些心血管疾病时给予高浓度葡萄糖静脉注射以保护心肌，其实就是额外供应一些葡萄糖，以保证心肌工作时所需的能量。

糖类还可以糖原的形式贮存于肝脏和肌肉之中，分别称为肝糖原和肌糖原。孩子活动时，主要是肌肉的活动。有时肌肉活动量大，如踢球、奔跑、跳跃，消耗能量很多。这种热能的供给主要来源于肌糖原。糖原是孩子体内另一种储备，可供不时之需。

既然葡萄糖有这么多的好处又助于消化吸收，可不可以给孩子服用葡萄糖代替普通的食用糖呢？这是完全没有必要的，甚至在理论上讲是有一定坏处的。生物界存在着一个普遍的"用进废退"的规律，即用才能发达、进化，不用就要废止、退化。比如一个健康人常年卧床，最终将导致丧失走路的功能；芭蕾舞演员腿部肌肉发达，而举重运动员上肢肌肉超常发达，可见人的器官和组织都需要经常进行功能活动，只有这样才能保证其正常功能。每个爱自己孩子的父母都应该让孩子在锻炼中成长。用葡萄糖代替食用糖是没有科学道理的。当然，在消化功能不健全时，比如严重的腹泻或做过消化道大手术后，食用葡萄糖代替蔗糖是可以的，此时的葡萄糖并不是作为食物，而是作为药物来应用的，从某种意义上讲葡萄糖不是食物而是药物。

脂肪在成年人体内贮存较多，成人的体内 10%~20% 贮存的是脂肪。孩子脂肪的消耗较多，这主要是用来变成能源，孩子的生长发育需要能量。1 岁以后，肌肉运动发育已渐完善，它们的活动无时无刻不需要这种能量。脂肪很大一部分贮存在皮肤下面，起着保温作用，它还包裹在一切内脏的外层，起到保护及防震的作用。

脂类包括中性脂肪和类脂肪。中性脂肪通过代谢，分解为脂肪酸和甘油而吸收利用。脂肪酸又可分为饱和脂肪酸和不饱和脂肪酸，其中不饱和脂肪酸在营养中有比较重要的地位。类脂质包括磷脂和固醇等类化合物。

脂肪是人类营养基本要素之一，它对人体有着不可缺少的作用。脂肪可以供热，在各种营养物质中脂肪供热量最高，每克脂肪可产热 9 卡。同时，中性脂肪可以体脂形式贮存在皮下，一旦需要便可利用，成为人体一个备用"燃料库"。它构成人体细胞的重要成分：磷脂及胆固醇。脑及神经组织内含有大量磷脂。维生素 E、维生素 D、维生素 K 被称为脂溶性维生素，因为它们需要脂肪溶解携带，如果饮食中缺乏脂肪，上述维生素就会因为缺乏溶剂而无法被人体吸收利用，导致此类维生素的缺乏而影响健康。经常食用的奶油、花生油、豆油、菜籽油都是这些维生素的良好溶剂，食用时不仅使脂肪摄入人体，同时也有利于几种维生素的吸收。胆固醇是合成肾上腺皮质激素的重要原料。脂肪还有保护身体的作用，内脏之间的脂肪可以减少内脏所受到的震动和损伤；皮下脂肪可缓冲外来撞击的力量，从而对机体和内脏起到良好的机械性保护作用。脂肪还有保护体温的功能，皮肤下有一层脂肪叫皮下脂肪，皮下脂肪给人体穿上一件皮袄，对于减少体温的散失有重要作用。

脂肪来源主要由动、植物两部分供给，常食用的植物油有花生油、豆油、芝麻油、菜籽油等。植物油的熔点较低，室温下为液态。经常食用的动物脂肪有猪油、肥肉、羊油以及乳类、蛋类和鱼类等所含的脂肪。动物脂肪熔点比较高，为40℃~50℃，平时室温下为固态。熔点低的植物油比动物脂肪消化率高，吸收得也相对比较好。

人体需要的脂肪酸大多可以在体内合成，也就是说饮食中如果缺乏，也不会影响健康。但有几种不饱和脂肪酸在人体内不能合成，必须由饮食供给，如果饮食中缺乏，就会影响人体健康，称为必需脂肪酸。食物脂肪成分中不饱和脂肪酸所占比例越高，其营养价值就越好。比如母乳脂肪中不饱和脂肪酸比例就比牛乳和配方奶高，也容易被吸收利用。植物油较动物脂肪营养价值高，不仅指其消化率高，同时其中必需脂肪酸含量也比较高，比如豆油中必需脂肪酸之一的亚油酸所占比例相当于肥肉的6倍多。提倡以植物油为主，减少动物脂肪的摄入量，道理就在这儿。

脂肪食入过多，皮下脂肪积存也会随之加多，人就会长胖。肥胖与糖尿病、冠心病、动脉硬化、高血压和脑血管疾病有一定联系。脂肪摄入过多会使实验动物寿命缩短，所以，孩子饮食中脂肪不宜过多。但脂肪毕竟是基本营养要素之一，脂肪缺乏对人体健康同样不利，尤其对正处在生长发育的儿童更是如此，不能因噎废食。饮食中应当包含必需的脂肪，一般来讲，食物中脂肪所提供的热量应占全部热能的20%左右，儿童需占35%。

种类繁多的维生素

维生素种类繁多，已从食物中提炼出 20 多种。各种维生素的理化性质各异，对人体的功能也不相同，但都有以下特点：既不能提供热能，也不是细胞的构成成分，人们对它的需要量极少，但绝不可缺少，否则就会发生缺乏症甚至死亡。各种维生素或其前身物质均存在于食物之中，各种维生素在人体内不能合成或合成量极少，必须经常由食物供给。

维生素通常分为脂溶性及水溶性两大类。脂溶性维生素包括维生素 A、维生素 D、维生素 E 和维生素 K 等。水溶性维生素主要包括维生素 B 和维生素 C 两族，而维生素 B 又包括维生素 B_1、B_2、B_6、B_{12}、烟草酸和叶酸等 10 多种。

维生素 A 又称黄醇，与人的视觉和上皮细胞正常形成有关。缺乏维生素 A 可发生干眼症、夜盲症、失明及角膜软化症。维生素 A 主要存在于动物肝脏、奶、奶油、蛋黄之中，其中以鱼肝油中含量最高。胡萝卜、菠菜、白菜、芹菜、红心白薯和黄玉米中含有胡萝卜素，它通过小肠代谢可转化为维生素 A，实际上是维生素 A 的前身物质，叫维生素 A 原。有色蔬菜是孩子维生素 A 的主要来源。

维生素 D 是另一种重要的脂溶性维生素。它能促进小肠对钙、磷的吸收，同时能促进血钙向骨骼中沉积，是孩子骨骼生长发育必需的要素。维生素 D 缺乏就会发生小儿佝偻病和成年人的骨软化症。维生素 D 包括维生素 D_2 和维生素 D_3 两种。前者是日光中的紫外线照射皮肤，由 7- 脱氢胆固醇所得。各种饮食中的维生素 D 含量都较低，所以，孩子需要额外补充。

维生素 K 是凝血酶原的主要原料，缺乏它会引起出血。维生素 K 主要存在于菠菜、白菜和菜花中，动物性食品中含量比较少。人类大肠中存在着许多大肠杆菌，可以制造维生素 K，以供身体需要。新生儿由于肠道内大肠杆菌不足，维生素 K 制造较少，有发生消化道大出血的可能，叫新生儿出血症，其特效治疗就是注射维生素 K。长期服用广谱抗菌药物，也就是一有病就吃"消炎药"，经常擅自服用抗生素，会使肠道内正常存在的大肠杆菌减少，而有可能发生维生素 K 缺乏。

维生素 B_1，即硫胺，是一种水溶性维生素。它是身体内某些酶的主要成分，与糖类物质代谢有关。缺乏维生素 B_1 可引发多发性神经炎、肌肉萎缩和水肿，并可发生衰弱、心跳、气短、心脏扩大的心力衰竭。米皮、麦麸中维生素 B_1 含量较高。

维生素 B_2，即核黄素，也是体内许多酶的组成成分，是机体代谢不可缺少的物质。缺乏时可发生口角炎、舌炎、唇炎、皮脂溢出性皮炎以及阴囊炎等。动物性食品中维生素 B_2 含量较高，其中以动物肝肾含量较高，蛋、奶、绿叶菜和豆类也有一定含量。酵母中含有较多维生素 B_2。

维生素 C，即抗坏血酸，是人类发现较早的一种维生素，它对人体有多种功能。缺乏时可发生坏血病和贫血。维生素 C 主要来源是新鲜蔬菜、水果，母乳中也有较高含量。早年的长期航海者，由于吃不到新鲜水果和蔬菜常常发生坏血病。一般孩子只要合理喂养，发生维生素 C 缺乏的机会还是比较少的。

矿物质与健康

人体是由多种化学元素组成的。存在于人体的各种元素除碳、氢、氧和氮，主要以有机化合物形式出现外，其余各种元素，无论含量多少，统称为无机盐（矿物质），共约 60 种。其中含量较多的有钠、钙、镁、磷、氯、硫等，含量较少的叫微量元素，有铜、铁、碘、氟、锰和钴等。

人体对各种无机盐需求数量不多，每天只是几克、几毫克甚至几微克，但无机盐对生命的维持是必不可少的。它们有的是构成人体组织的重要材料，如钙、磷是骨骼及牙齿的重要成分，磷、硫是蛋白质的构成成分。有的是维持生命内环境必要的机体渗透压和酸碱度的重要物质，如钠、钾、氯等。有的对维持神经、肌肉兴奋性有着重要意义，如铁是造血重要原料，碘是甲状腺素的主要组成成分。

含量最高的钠、氯

孩子的血浆和血管外的组织液所包含的各种元素中，钠和氯含量最高，对维持身体渗透压有着重要的作用。如果血浆中的钠太多，渗透压就会升高，组织内的水就会向血管内转移，造成血浆量多，心脏负担加重，同时细胞内就会脱水，导致孩子发生抽风、昏迷和心力衰竭等严重症状，甚至死亡。相反，如果钠减少会造成血浆渗透压降低，水向细胞内转移，引起细胞内水肿，就会出现浮肿、精神萎靡、嗜睡、昏迷、抽风和心力衰竭。婴儿主要靠奶供给钠和氯，一般情况下足够使用。儿童和成人则主要靠食盐供给钠和氯。

因此，对于孩子吃盐的问题也要一分为二。过多的盐摄入量会增加心脏的负担；而一点儿盐不吃也会出现浮肿、没精神，严重的会嗜睡、昏迷甚至抽风和心力衰竭。所以摄入适量就好。

含量很高的钾

身体内的各种细胞内含钾量很高，占所有元素的第一位。血浆中钾含量只相当于钠含量的 1/3 左右，但却有着重要的功能。钾对于维持神经、肌肉功能有重要意义。钾缺乏或钾过多可以出现全身肌无力，甚至瘫痪，胃肠道蠕动减慢或消失，出现腹胀，甚至麻痹，心跳无力，心电图不正常，有甚者心跳停止。钾广泛存在于蔬菜、水果、肉类和蛋类中，乳类也有相当含量。正常饮食的儿童一般都不会发生缺钾。有一种家族性周期性瘫痪病患者，由于遗传因素发作时，钾向细胞内转移，发生血浆钾减低，产生瘫痪等症状。

构成骨骼、牙齿的钙、磷

骨骼和牙齿的主要构成成分是钙和磷，一般情况下身体内钙的 99%、磷的 80% 存在于骨骼和牙齿中。钙是维持血液正常凝固的要素之一，没有钙的参加，凝血酶就不会形成，人就会发生出血疾病。钙还与精神肌肉的功能有关，血浆钙浓度减低，会发生抽风。钙与心肌活动有关，血浆钙浓度突然升高，会发生心脏骤停。磷是某些重要酶的组成成分。钙和磷的代谢与维生素 D 有密切关系，维生素 D 缺乏时钙磷的吸收都减少，骨骼中沉积也减少，会发生小儿佝偻病。同时，婴儿血浆钙减低，还可发生抽搐，即小儿手足搐搦症。乳类、蔬菜、豆类和肉类中均含有较多钙和磷，正常饮食的儿童一般不会发生钙、磷的缺乏，婴儿常常由于维生素 D 来源不足而发生缺钙。

身体的一半以上的铁存在于红血球内，是血红蛋白的重要成分。其余贮存于组织、肝、脾、骨髓及肌肉中。铁的重要功能是制造红血球。缺乏铁时红血球的产生受影响，会发生贫血。此时的红血球变小，其中血红蛋白含量也减少。动物肝、血类和蛋黄类中铁含量较多，瘦肉和蔬菜中也有一定含量。母乳及奶粉中铁含量较少。婴儿出生时可以用由母体储备的铁，但出生 4 个月后就不够用了，这时应该注意增加含铁食物，否则会发生营养性贫血。

其他含量很少的痕迹元素

身体内还存有多种含量极少的元素，有的含量极微，叫做痕迹元素。微量元素虽在人体内含量少，但其中不少种与人体健康有重要关系，只是由于科学水平所限很多还未被阐明。现在已知缺乏锌时，可引起食欲不振、生长发育障碍、贫血及性发育障碍。缺乏铜时，可引起贫血、营养不良、口炎性腹泻、肾病变和胃病。缺乏碘时，可引起儿童克汀病和成人的单纯性甲状腺肿。氟中毒可引起牙齿斑釉和龋齿。缺硒时可引起克山病。

水是孕育生命的摇篮。未出世的宝宝生活在一种特殊的水中，叫羊水。人体各种成分中含量最多的也是水。怀孕2个月时，宝宝含水量高达97%，比嫩黄瓜含水还多。刚出生的小新生儿含水量为75%~80%，婴儿70%，儿童65%，成人60%。人的血液、唾液、乳液、尿液、汗液等90%是水分，心、肝、脑、肾、肺、肌肉和皮肤中也含水70%~84%，就连最硬的骨组织也含水分30%左右。

人体不但含有很大比例的水，而且为维持生命活动还需要随时补充水分。断绝食物后，生命可以维持2个星期左右，甚至有维持一个月的实例。但是如果断绝饮水，几天之内便会死亡。人体对缺食的抗御能力超过对缺水的抗御本领。断绝食物后，人体消耗自身组织，等到贮备耗尽，即蛋白质消耗一半以上人才会死亡。而人体失水超过5%就会发生烦渴、少尿、心跳加快、血压降低等脱水症状。失水量超过15%，人就会很快死亡。

生命活动也离不开水。人体的心脏、肺、肾脏、脑以及胃肠道都是维持生命的重要器官，这些器官的生理功能无不是在水环境中进行的。心脏外面是心包膜，心包中有心包液，以利于心跳活动，起到润滑剂的作用。肺外面的胸腔液、胃肠道外的腹腔液等，都是这些相应脏器运动的必要条件。可见，水作为身体内一种润滑剂，是生命必不可少的。

食物是人体赖以生存的必备因素，但食物变为营养物质以利身体应用，这中间每一个程序都离不开水。食物经过咀嚼变成食糜团下咽，离不开唾液的湿润。食物

生命之水

的消化还要靠多种消化酶，存在于各种消化液中，如胃液、肠液、胰液和胆汁等。消化液中主要成分是水。没有水，消化酶就无法依存，人体对食物的消化作用也无法进行。成年人每天分泌7000毫升左右的消化液，儿童每天分泌4000~5000毫升左右。当然，被消化了的食物的吸收也需要在水环境中进行。如果没有水，即使遍地是营养品，人还是会饿死的。

代谢过程中必然要产生许多废物，这些废物如不及时排泄出去，人就会中毒，生命活动就会停止。代谢中产生的气体废物，靠呼吸排出体外，而更多的液体及固体废物则要靠肾脏和排泄器官，通过尿液和肛肠排出体外，没有水，这些废物就无法溶解，尿液也就无从产生，人体内必然废物堆积进而无法生存。

人是高等动物，许多生命活动需要在相对恒定的温度下进行。体温增高会危害健康，超高热还会致人于死地。但是代谢在不断进行，体内会不断产生热量。不随时进行调节，体温便会不断升高。体温调节的重要过程是通过皮肤蒸发来散热，有时还通过出汗来协助体温调节。当然，由于呼吸时水分呼出也会引发散失一定热量，这些都是需要水分的。没有水，体温调节很难进行，宝宝发烧时一定要注意多补充水就是这个道理。儿童中有一种先天性无汗腺疾病，因为皮肤蒸发及出汗功能减退，而不能很好地调节体温，夏季常常要发烧，很难正常生活，可见水在体温调节中的重要作用。

孩子身体含水量高，新陈代谢旺盛，对水的需求量也相对要多。按每公斤体重计算，宝宝对水的需求量一般为成年人的2~3倍。孩子肾脏和其他器官发育得不完善，调节功能差，对水的需求就更严格，否则就会发生紊乱。由于种种原因，饮水不足或吐泻及其他疾病，孩子极容易发生脱水。如果不及时抢救，甚至会危及生命。相反，新生儿如果饮水过多或吃的奶过稀，有可能发生水中毒。从这一意义上讲，小宝宝对水的要求虽然迫切，但也比成人相对严格，多喝和少喝都是不行的。

好习惯受用终身

好习惯受用终身

> 习惯的力量是一种顽强而巨大的力量。俗话说，"江山易改，本性难移"，这里所说的"本性"当然不是与生俱来的，在很大程度上，与长期形成的习惯有关。

不能把习惯都看成是保守力量。许多重要的事情正是靠习惯的力量去完成的。足球场上，一球飞来，许多神速的反应并非经过慎重思考，而是由"习惯性的动作"完成的。晨起刷牙，饭前洗手，这一类卫生习惯使人受用一辈子。今日事今日毕的习惯使许多人夺得了更多时间，也等于延长了自己的生命。孔夫子的学问恐怕同他"每事问"的习惯分不开。诸葛亮的"神机妙算"同他的"一生谨慎"的习惯不能说没关系。有的人一事当前总是先想到别人，想到集体，而不是先替自己打算，这也是从小培养的良好品质。

良好的习惯是可以养成的，习惯养成之后看上去"如自然"，但是养成的过程却并不自然。有的家长认为"树大自然直"并不符合自然规律，也不符合人的成长规律。有些人确实在长大后变"直"了，改掉了幼时的不良习惯，但这是经过多少次痛苦的磨炼，碰了多少次钉子之后的结果，而不是"自然"。为了使孩子在成长过程中少付出一些不必要的代价，少走一些弯路，应当尽早培养孩子养成各种好习惯。

培养良好的饮食习惯

吃是人与生俱来的本能，维持生长发育最基本的六大营养素：蛋白质、脂肪、碳水化合物、维生素、矿物质、水，都依赖每一天的饮食提供。人体所需要的营养物质存在于各种各样的食物中，应当培养孩子不偏食、不挑食的好习惯。偏食或挑食都会造成营养物质摄入的不足，影响正常的生长发育，抵抗力下降，容易生病。

孩子良好的饮食习惯是从小培养起来的，从添加辅食的时候就开始了。儿童对营养的需求是成年人的2~3倍，但消化功能薄弱，小婴儿的消化系统功能仅限于消化吸收乳类食品，对于固体食物则无能为力。但随着年龄和体重的增长，单靠乳品等流质食物满足不了身体对营养的需要，以固体食物为主食的时期必然要到来。从以乳类流质食品为主到以固体食物为主，需要一个过渡。这一过渡需要爸爸妈妈和家人帮助他们完成，这是儿童营养的一个特点。

添加辅食要过好两关：张口关和适应关。培养婴儿由吸吮到咀嚼的能力，为断奶做准备。无论母乳喂养还是奶粉喂养的婴儿，都只会做吸吮动作，不会上下张口咀嚼。添加辅助食品时，婴儿开始接触到一些固体食物，他们会试着用唇的动作试吃食物，称为唇食期；当食物由唇进入口中时，会用舌头的动作叫吞食期；最后能在牙龈的动作下完成咀嚼进食。

妈妈可以帮助宝宝适应这一过程，让宝宝不断提高咀嚼和吞咽能力，体验不同硬度、脆度、黏度和不同营养性质的食物。如果启发诱导得好，过不了多久，喂饭时只要举起小勺，宝宝就会张圆小嘴，用口腔的上下动作把喂进嘴里的饭吃下去。孩子在咀嚼时，口腔内分泌大量唾液，唾液中的酶有利于帮助食物的消化与吸收。有的妈妈没能注意帮助孩子张口训练，到二、三岁时虽然已经长满了牙，但对固体食物还是只会含在嘴里不会咀嚼，咀嚼能力差，结果造成很多食物都不能吃，也会影响正常生长发育。

门诊时经常碰到一些小朋友吃饭不会嚼，要么在嘴里含着，要么囫囵吞枣地吞下去。在正常情况下，通过咀嚼，可以将食物嚼散、嚼细，便于咽入胃肠后消化。同时，咀嚼也可以刺激口中消化液的分泌，如唾液中的淀粉酶、黏蛋白等，能对口中的食物加以充分拌匀，并进一步消化，这样就能减轻胃肠的负担，有利于食物的消化、吸收。另外，孩子处于生长发育时期，适当的咀嚼动作可以刺激牙齿的萌发，并影响到牙齿的出齐、出好。

不喜欢咀嚼的孩子，他的牙齿生长过程中，会出现高低不平、前倒后歪等不良现象。食物含在口中不加以咀嚼，饭菜过久地滞留在口中，食物的残渣很容易嵌入齿缝，成为病菌发酵、腐败发臭的场所，容易得龋齿、牙周病。不停地咀嚼，可以使食物存留在口中的机会减少，能不断地排除牙齿表面或齿缝中的食物。细嚼慢咽是一个良好的饮食习惯，只有细嚼慢咽才更有利于消化，还可以预防胃溃疡及慢性胃炎。

养成良好的排便习惯

孩子的新陈代谢需要摄入足够的营养，也需要及时排泄代谢产生的废物，这包括大小便。五六个月以前的婴儿排泄大小便不需要任何训练，尿在膀胱里充盈到一定程度就会引起排尿反射，发生排尿；粪便在直肠内充盈，刺激传入中枢，通过排便反射指令肛门括约肌松弛，排便肌肉收缩就发生了排便。1岁以后排便才逐渐形成条件反射，定时排便是在经过训练之后才逐渐学会的。

养成定时排大便的好习惯，可以使孩子受用终生。有的孩子在家排便很规律，一旦上幼儿园或上学，大便就没有规律了。孩子有便意时是在幼儿园、学校不好意思拉，或玩儿得高兴忘记拉了。等回到家便意没了，粪便在大肠里停留时间过长，水分被吸收，就会大便干燥，排便困难。门诊时很多便秘的孩子开始时都是这种情况，久而久之形成恶性循环，最终导致便秘。

因此，要帮助孩子养成定时排便的习惯。每天早晨起床，或放学回家后，或晚饭后，总之是选择相对固定的时间，督促孩子去排便，没有也可以等一会儿，每天坚持，天长日久就会形成定时排便的好习惯。每个孩子的习惯不一样，最好是每天排便，如果两天排便一次，比较有规律，大便又不干燥，也属正常。

培养吃药的好习惯

孩子免不了要生病，生病了就会遇到吃药的问题。与其每次生病吃药闹得跟打仗似的，孩子哭大人烦，不如从小就培养孩子能吃药的习惯。门诊中经常会碰到很多小朋友对吃药一点儿也不发愁，有时我会建议说，如果觉得药苦可以加一点糖，"没关系，不用，我们孩子吃药痛快着呢！"妈妈会自豪地回答。其实，这跟家长的早期培养有很大关系。根据不同年龄的孩子，喂药的方法也不尽相同。

小一点儿的宝宝，味觉及嗅觉刚刚开始发育，辨别气味的能力弱，而且很迟钝，虽然对甜味、苦味有辨别能力，但还未建立牢固的条件反射。利用这一特点，喂药可以像喂水一样，把药放到水瓶里，加少量糖，一般都能像吃奶那样顺利地吃进去。也可以选择小勺或喂药器，或者注射用的针管，喂时让孩子侧卧，药要从口角处缓缓送入嘴里，不要直对着嘴，不要捏鼻子。药到咽部，正常的吞咽反射就会发生，药就咽下去了。

大一点儿的孩子可就没这么简单喽！孩子如果不想吃药，就会表现为紧咬牙关或根本不张嘴，或者吃进去了又吐出来。这时候就要跟孩子斗智斗勇了，晓之以理动之以情，采取正面教育的方法，比如讲故事、做游戏、跟孩子一起比赛吃，外加物质奖励。实在不行可以略施压力——"不吃药就打针了啊，打针多疼呀，还是吃药吧！"总之，家长态度要坚决。孩子是最聪明的，他们也是在试探大人的底线。很多能够积极配合吃药的孩子家长反映，开始时喂药也是要做很多工作的，一旦孩子明白这是必须要做的事情，反抗也没用时，一般就会乖乖地"听话了"。这样经过几次训练，孩子就适应了吃药，有的孩子还会为了获得表扬、奖励，积极主动地吃药。

　　培养良好的饮食习惯，平时吃饭香，身体棒棒的；养成定时排便的习惯，不积食；即使有病了，也可以乖乖地吃药，好得快，这样的孩子想想都想多生几个！但这听起来很美好的事情，需要家长们付出多么大的艰辛呀！不养儿不知父母恩，年轻的爸爸妈妈们不要着急，不要焦虑，好习惯的养成不仅可以使孩子受用终身，也会使家长享受到培养孩子的乐趣。

添加辅食要遵循循序渐进的原则，食物从一种到多种，一样一样地添加，由稀到稠，由少到多，不可急于求成，一旦超过了孩子的接受能力，反而会引起消化紊乱，这是很关键的适应关。这一阶段要早添加维生素C类食物，各种乳类的维生素C含量都不多，因此富含维生素C的食品就成了最早期的辅食内容，比如果汁、新鲜的青菜水。还要添加含铁食物：如蛋黄、猪肝、鸡肝；碳水化合物：如米糊等。随着消化功能的增强，菜水、果汁可逐步过渡为菜泥、果泥。如果辅食添加顺利，孩子逐渐适应了，可以把几种已经适应的食品搭配在一起，形成一些新的花样。比如蒸蛋羹或用肉末蒸蛋羹，烂粥煮成后加肉末或肉松，或者把粥换成烂面条或面片，就是菜肉烂面条。粥、面片儿里还可添加肝泥。另外煮烂的牛肉、猪肉、排骨、鸡都可去肉喝汤。宝宝出牙以后，可增加些硬质的食品，如烤馒头片、面包干等，以促进咀嚼及牙齿的发育。

　　在这一阶段要让宝宝尽可能多地接触各种食物，食谱要广泛，一个字——杂。因为宝宝生长发育必需的营养物质存在于各种各样的食物中。并且，各种不同成分的食物还要合成、转化成人体需要的营养素。缺乏哪一种，对宝宝的生长发育都不利。因此，需要家长们精心烹制孩子的辅食。

　　添加辅食时，要注意膳食平衡。比如，摄入蛋白质不足，碳水化合物过多，即吃肉、蛋类少，而主食吃得多，就会不正常地积存一些脂肪，肌肉生长便不好，出现一时性虚胖。如果碳水化合物供给不足，即不吃主食，则会出现血糖降低和营养缺乏，使体内蛋白质化为热能消耗，形成营养不良。

　　每当添加一种新食物时，从少量开始，观察第二天大便的颜色和气味，如果正常再逐渐添加，发现异常可先暂时停止这种食物的添加。添加辅食过程中最常见的异常现象就是过敏，对某种食物的不耐受，常见的是引起湿疹。其实，妈妈们大可不必惊慌，婴幼儿湿疹虽然容易反复，但还是可以治疗的，关键是用对了药，随着年龄的增长，慢慢就会好起来。如果因为担心一时的过敏而放弃了孩子的营养，就有些矫枉过正、得不偿失了。

维生素 A、维生素 D 要同补

关于维生素 A、维生素 D 同补还是单纯补充维生素 D 的问题，经常有妈妈问到我。有的妈妈在网上看到说，国外的孩子每天只补充维生素 D，不补充维生素 A，如果孩子长期补充维生素 A、维生素 D 会导致慢性中毒。因此她担心国产的维生素 AD 胶囊不安全，在网上海淘国外的维生素 D，问我这样吃行不行。

我告诉她们，这样肯定不行！维生素 A、维生素 D 一定要同时补。按照正常的预防量补充，不会中毒。现在的孩子营养好、生长发育比较快，多数情况下会出现维生素 A、维生素 D 缺乏。国外的孩子不是不补充维生素 A，而是定期大剂量地补充。

与发达国家不同，我国是维生素 A 中度缺乏国家，这与不同种族、饮食结构、经济条件、环境等因素有关。国产的维生素 AD 胶囊是按照我们国家儿童的情况生产的，完全可以放心服用。

维生素 A 被称为"明眸皓齿的美丽维生素"。宝宝如果缺乏维生素 A，不但会造成夜视功能下降，严重可导致夜盲症，还常常表现为抵抗力下降，如反复感冒、腹泻拉肚子等，贫血的发病率也会增加。维生素 A 的主要作用是保持呼吸道黏膜完整性，增强上皮组织的防御能力，并能够提高免疫细胞功能、促进抗体生成，是保持皮肤、毛发、骨骼、黏膜健康生长的重要营养元素。

因此，在这个问题上还真不能照搬发达国家的做法，孩子的成长经历只有一次，有些失误是无法弥补的。

孩子健康三宝，指的是三浴锻炼，即空气浴、日光浴和水浴。也就是说利用大自然的各种因素对孩子进行锻炼，以达到增强体质抵抗疾病侵袭的目的。幼儿阶段，身体的后天免疫力正处于低潮，容易患病，特别是各种呼吸道感染及消化道感染，三浴锻炼是增强体质预防疾病的最佳措施。

利用空气进行锻炼，是一种简便易行又灵活的方式，其作用比较和缓，不受地区、季节和物质条件的限制。空气浴的方法很多，比如增加在新鲜空气中的逗留时间，气温适宜时在户外大气中睡眠等。空气浴锻炼主要是利用气温与人体表面温度之间的差异形成刺激，经常反复作用后引起身体的适应，寒冷的空气可使交感神经更趋活跃，促进新陈代谢，增强呼吸系统抗病能力，增强心脏活动。标准的空气浴在夏季应当只穿短裤，身体其余部分全部裸露，尽量增加皮肤与空气接触的面积，其他季节也要尽量少穿衣。增加户外活动，本身就是一种空气浴，避免带孩子去人多拥挤的公共场所，常带孩子到绿化环境较好的地方，比如到森林、田野、海滨等地方，那里空气新鲜，最适于空气浴。空气浴时可跟孩子一起玩各种游戏，增加活动量，增加肺活量。

日光对孩子身体的生长发育影响很大，日光中的紫外线具有特殊的生物学作用，它不但可以刺激皮肤合成维生素 D，而且还具有杀菌作用。日光浴可以增强新陈代谢，刺激机体的造血机能，提高皮肤的防御机能和分泌机能，可以使孩子食欲增加，睡眠良好。标准的日光浴也应当是全身皮肤裸露，头部上方应有遮荫的东西，或

孩子健康有三宝

戴上轻便的凉帽，避免眼睛受到强烈日光照射，并戴上儿童专用太阳镜。日光照射时间要循序渐进，第一次不超过 4 分钟，以后每天增加 1 分钟，逐渐增加到 15~20 分钟。日光浴应在饭后 1.5~2 小时开始，不宜空腹，也不宜立即在饭后开始。

水的导热性大，约比同温的空气大 28 倍左右，因此水能从体表带走大量的体热。冷水作用于体表，立即引起皮肤血管的急剧收缩，血流向内脏，使血压上升心脏激烈活动，皮肤呈现苍白，同时感到寒冷。经过很短时间，由于体内激烈地产热，皮肤血管恢复扩张，血又流向皮肤，皮肤发暖，并由苍白转为红润。由于冷水的刺激，皮肤血管收缩又扩张，极有益机体锻炼。如此每天反复进行，不但使全身体温调节机能变得更加迅速准确，而且对呼吸及循环系统活动产生良好的影响。冷水擦身，刺激比较温和而方法简便，不但适于健康幼儿，也适于体弱幼儿。可用海绵或软毛巾，开始擦浴时水温在 30℃ 左右比较适宜，但需考虑到季节和孩子的体质情况，体弱者开始时水温可高些，总之开始擦浴时要让孩子感到愉快，以后每 2 ~ 3 天降低 1℃，逐渐下降。先擦上肢，由腕到肩，然后再擦胸、背、腹，冷水擦浴后立即用干毛巾摩擦，使血液流向皮肤，身体产生温暖的感觉。冷水冲淋效果更好，它可使全身大部分皮肤同时受到冷水的作用，提高肌肉组织的紧张力和工作效率。简便的方法是用淋浴花洒，调好水温，先淋背部，然后两肋、胸部及腹部，但不要冲淋头部。冲淋后需用干毛巾将全身擦干，并摩擦皮肤使之微微发红，水温最低不得低于 26℃，20 分钟左右为宜。游泳要算最佳水浴方式，有条件可以鼓励孩子学习游泳。

再叮咛几句

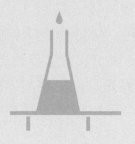

我身边的很多亲戚、朋友，家里有小宝宝都会时不时找我咨询。以前家里没有电话，多数父母是抱着孩子到医院来找我看病；后来通讯发达了，电话成了主要的联络方式，有什么问题打个电话可能就解决了，这样减少了很多次不必要的跑医院；现在有网络更方便了，我也时髦地用起了微信，把孩子的照片、视频发过来看看，或者直接视频通话一下，科技的发展真是让人们耳目一新、受益匪浅！但无论世界如何变化，孩子小的时候容易生病，随着年龄的增长，慢慢的就不爱生病了，这一规律似乎一直没有改变。

我时常安慰那些焦虑的父母："不要着急，慢慢都会过去的，现在我们时常见面，以后你们就不会来找我喽！"有些家长还是将信将疑，"刘大夫，这什么时候是个头啊！"后来，小朋友们一拨又一拨地长大了，我的话也都实现了，而我也慢慢变老了，从医生叔叔变成了医生爷爷，现在偶尔还当上了太爷爷。

年轻的爸爸妈妈们不要着急，孩子的免疫系统功能是逐渐发育成熟的，就好像我们不能要求孩子的智力跟成人的智力相同一样。营养均衡的饮食、充足的睡眠休息，加上适当的运动，再随着一次次的生病、痊愈，抵抗疾病的能力才会一步步地强大起来。当然，这个过程是十分艰辛的，很多妈妈用"快崩溃了"来形容她们的体会。

多数宝宝6个月以后，有的更早一些，就会开始生病。因为这时候从妈妈身体里带来的抗体逐渐消失了，自身的免疫系统功能还不够强大，容易生病是正常现象。我们要学会试着去接受这个过程，当孩子生病的时候，不悲观、不抱怨，用积极的心态陪伴孩子一起度过。不养儿不知父母恩，我们的父母都是这样把我们抚养长大的。

To Cure Sometimes, To Relieve Often, To Comfort Always.

——特鲁多

在纽约东北部,美丽的撒拉纳克湖畔,长眠着一位著名的医生,他的名字叫特鲁多。令他名声远扬的并不是他在学术上的成就,而是他墓碑上刻着的话,也是他一辈子行医生涯的概括与总结——有时去治愈,常常去帮助,总是去安慰。

1837 年,特鲁多医生患了结核病,他来到人烟稀少的撒拉纳克湖畔准备等待死亡。因为在那个年代,结核病就是一种不治之症,一旦罹患,只有死路一条。

在远离城市喧嚣的乡村,他沉醉在对过去美好生活的回忆中,偶尔也出去爬山打猎,过着悠闲的日子。渐渐地,让人意想不到的事情发生了,他发现自己的体力在恢复,不久居然能完成学业并获得了博士学位。1876年,特鲁多迁居到了荒野之地撒拉纳克湖畔。后来,他创建了第一家专门的结核病疗养院——"村舍疗养院"。特鲁多还成为了美国首位分离出结核杆菌的人,并创办了一所"结核病大学"。

1915 年,特鲁多医生最终还是死于结核病,但是,他比当时罹患该病的大多数人的生存时间要长得多。他被埋葬在撒拉纳克湖畔,镌刻在他墓碑上的这段铭文,越过时空,久久地流传在人间,至今仍熠熠闪光。时至今日,很多医务人员仍在践行着这句铭文,表达着医学对生命的挂牵。

——摘自《大众卫生报》

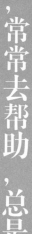

有时去治愈,常常去帮助,总是去安慰

治愈、帮助、安慰，对于医学和医生来说，是沉甸甸的六个字。我用它作为本书的结尾，对于我曾经治愈过的患者，帮助过的小朋友的家长和大朋友们以及所有安慰过的人们，祝你们健康、快乐！

刘学易　刘晖

2018 年 4 月 18 日夜